L'AUTISME EXPLIQUÉ
AUX NON-AUTISTES

［加］布里吉特·哈里森
［加］丽莎·圣-查尔斯　著
［加］金·翠

肖杰　译

U0293368

SODEC
Québec

This translation was made possible by
the financial support of Société de développement
les entreprises culturelles (SODEC)

中国工人出版社

与自闭症密切相关的55个问题

一起聊聊自闭症

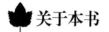

关于本书

生活中没有什么可怕的东西，（既然如此）
就只有需要理解的东西。

——玛丽·居里

我们不断地追问自闭症者，自闭症者如何感知世界？
他为何会有那些非常人的举动？他的感受如何？他为人
好吗？这些问题总被提出来，而回答它们的人总是非自
闭症者。但是，回答者中很少有人去关注和追踪科学领
域内自闭症研究的进展，那么，他们的答案又是什么呢？
他们的答案对不对呢？

这本书的目标就是用简单的方式介绍我们推荐的方
向，也就是那些有关自闭症研究新近的发现和理论进展，

同时，在其中把有关自闭症症状的知识和对治疗措施意义的新理解关联起来。我们的描述将会从自闭症者的参照系出发，这样做是为了让非自闭症者获得一个连贯一致的模型。直到今天，对自闭症症状的描述，整体上都倾向于按非自闭症者的参照系来做出解释，这就导致了一种从外部出发的分析的产生。对理解自闭症来说，这样的分析不具备必然的连贯性。因此，我们整合了解释要素、自闭症者的亲身经历、家长的观察和治疗介入的方式，为的就是让读者知道，自闭症者不是没有希望的！

解读和治疗介入自闭症的方式最早可以追溯到《自闭症想法结构的内在运作》这部著作，里面对自闭症症状的描述符合在科学领域中已经得到证实的新模型和结论。从20世纪90年代被提出以来，这种自闭症理论已经被介绍给数千人，它解读自闭症的方式，提出了一种治疗措施，这种措施更加适合神经发展障碍者。我们从这种理论出发创造了萨加德模型及概念性的萨加德语言（LSC），后者现在让自闭症者得以交流。手语是由聋哑人提出来的，与此类似，萨加德语言也是由一个切身相关的人提出来的，这个人也是一位自闭症者。

　　人们几乎总是采用同样的方式对自闭症者的需求进行解释，那就是从神经学典型者的参照系出发来解释。人们分开解读和处理这些需求，这与整个科学领域里所谈论的自闭症症状相比，完全没有任何一致性。比如，如果有一名自闭症者表现出敏锐的感觉反应力，人们经常会做的事情是给他更多的感觉刺激，这样做的目的是让他适应。或许人们应当意识到，他表现出这样的行为，是因为他遇到了某种特定的发展阶段，就像他站在一扇门前，却无法打开这扇门，以致无法进入下一个发展阶段。

　　自闭症是一种有关关联性、联系性的问题。为了解读自闭症的需求和行为，我们要考察自闭症参照系的整体，而神经学典型者的分析方式显然还没有习惯这种做法。

本书作者丽莎的解释

　　从某个行为自身的参照系出发来对它进行分析，这

总是很微妙的。如果不知道他人的参照系或是某个给定
共同体的参照系，我们在对他们进行分析时就会犯严重
的错误。有一天，我在一家宾馆的会议厅里。对面的房
间里有一场午宴，一群日本游客吃完饭从里面出来，个
个打着饱嗝。这个时候，跟我在一起的人立刻开始对这
群游客的无礼加以批评。于是我不得不向他们解释，在
日本，吃完饭之后，人们用这种方式所传达出来的意思
是他们对食物很满意。按照魁北克的参照系来看，这些
打嗝的声音被认为是缺乏教养，但在日本，人们却很看
重这些声音。

　　因此，我们相信，把以下三种视角联系起来看是很
重要的：自闭症者的视角、家长的视角、经验丰富的专
业视角。我们确信，有必要让不同的人彼此之间相互交
流，而不至于有人被指责。我们想要终结一种平庸的状
态，这种状态就像是当下的巴别塔：论证前后不连贯，
或缺少结论的论证，或论证只是在说自闭症者是社会负
担，又或是毫无应用价值的论证，再或是浪费时间、专

业吹嘘的论证，等等，以及特别是让自闭症者变成实验室的小白鼠和交易的牺牲品，这些做法都不是在帮助他们。

治疗介入自身也是极其复杂的，因为自闭症是一种神经发展性疾病，是大脑连接的问题，这种问题会对大脑发展造成影响。所采取的任何行动或治疗介入都可能会影响大脑的适应性。因此，自闭症者周围的所有人员应当齐心协力，以便让治疗介入对自闭症者产生作用，不致做无用功。患者的需求应当得到尊重，以便在一定的时间段里避免不必要的治疗介入，因为人们的这些介入只会刺激患者。不幸的是，我们这些人还远远没有很好地理解什么是合理的治疗介入。由于只存在少量的治疗方针，形形色色的临时专家充斥着自闭症治疗的话语市场，患者家人面临着治疗自闭症的卖方市场，所以人们很难针对与自闭症相关联的需求给出正确的回应。如果专家群体自身都没有很好地理解在所有神经发展性疾病中最复杂的这种疾病，人们又如何能要求患者家人成为这种疾病的专家呢？

于是，我们大胆地希望翻过自闭症历史的这一页，实现另一种景象，在那里，人的这种存在被放在他应当在的位置上：即所有需求的中心。

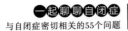 关于作者

曾经有段时间，我孑然一身，痛苦地做着别人让我做的事情，我从来没有快乐过，因为我所做的一切都是别人让我做的。在这段时间，我无法把自己作为独立的个体来正确看待，因为我周围的人都是非自闭症者，他们出于其他理由对我做着同样的事情。那个时候我有一个钥匙扣，上面刻着：只是地球的过客。这就是我当时生活的写照。我总是对他人低声下气，从来都不能替自己做主。外在的眼光主导着我的生活。我没有活在"茧"中，却什么也不能

做，我自闭症的大脑也被挟持着听命于外部环境。我之所以吃午饭，只是因为到了中午。我洗澡的时间是七分二十三秒……如此种种。这样的生活没有任何意义。

——布里吉特·哈里森

布里吉特·哈里森作为社会工作者，作为自闭症谱系障碍（TSA）方面的专家，作为一名自闭症者，她于2006年参与创办了概念咨询TED有限公司，这家公司如今成为魁北克省的"萨加德"自闭症鉴定中心。从2004年起，她在学校、医疗中心（儿童精神病学和精神病学）、健康中心和社会服务、智力缺陷和进攻性的发展障碍方面的再适应中心、婴幼儿中心和社团机构的委托下，走遍了魁北克省，就自闭症组织了数百场培训、工作坊和会议。从2003年起，她在超过25000人面前展示了她的工作，来自不同国家的许多作者都引用过她的资料。

她在魁北克省和新不伦瑞克省的健康行业和社会服

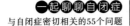

务行业拥有超过 20 年的经验。她是许多从事自闭症谱系障碍方面的工作机构的专家顾问，并且按照萨加德模型给许多患有自闭症谱系障碍的年轻人群体做过集体活动。多年来，她还为患有自闭症谱系障碍的婴幼儿或青少年做过咨询。

她在 ATEDM、阿尔萨斯自闭症协会、魁北克省自闭症协会和其他进攻性发展障碍联盟、魁北克自闭症协会以及无边界进攻性发展障碍协会的期刊上发表过许多文章，还会见了多家书面媒体与电视媒体。她还在 SATEDI（国际进攻性发展障碍自闭症谱系）担任过两年的主席。2006 年，她还应邀参加了加拿大参议院关于进攻性发展障碍的社会事务、科学和技术委员会，2007 年，她在多伦多参加了关于自闭症的全国研讨会。

从 2006 年到 2011 年，在加拿大魁北克省健康和社会服务部、教育部、娱乐和体育部的支持下，布里吉特·哈里森在不同的委员会工作，其中包括关于自闭症谱系障碍的全国鉴定网络指导委员会。她曾经担任过加拿大自闭症协会特定任期的主任。

她参与创作了 DVD 版的《局内人看自闭症》和《智力缺陷与进攻性的发展障碍》等宣传材料，前者是由蒙特利尔市草原之河医院的 CECOM 导演的，后者是由魁北克省健康和社会服务部与拉瓦尔大学合作准备的，作为培训工具向魁北克省所有的健康和社会服务中心以及智力障碍再适应中心提供。她还参加了 2015 年 4 月《魁北克科学》杂志关于自闭症特刊的出版。

丽莎·圣-查尔斯作为概念咨询 TED 有限公司、"萨加德"自闭症鉴定中心的共同创始人，她持有对自闭症谱系障碍人群的治疗介入的督管的大学专科文凭。蒙特利尔大学和拉瓦尔大学开设有针对进攻性发展障碍的治疗介入的培训课程和对表现出进攻性发展障碍人群的治疗介入的督管学位，在这个框架下，丽莎·圣-查尔斯也负责了一些课程。

在好几年里，她作为蒙特利尔大学医疗中心主攻自闭症基因学的盖伊·胡罗博士的研究团队的合作者，在一家叫 CRDITED 的再适应中心工作了近三十年：先是作为治疗介入者，跟进自闭症谱系障碍的孩子、青少年和成年人及其家庭，作为高强度 ICI（0~5 岁）行为治疗介入项目的督管和自闭症谱系障碍（5~99 岁）临床活动专家，她严谨地与儿童精神病学和精神病学的医疗部门就自闭症谱系障碍的评估进行了合作。她同时是区域性的服务组织计划在自闭症方面的策划者和组织者，这个计划叫"进攻性发展障碍人群及其家庭的融入服务网络"，这个项目已经被下圣劳伦斯地区的健康和社会服务区域专管局采纳。2002 年，她加入了一个咨询委员会，这个委员会是关于对患有进攻性发展障碍的人、他们的亲朋好友提供组织性服务的全国行动计划。从 2001 年到 2007 年，她一直是魁北克省 CRDI 联盟的专业事务委员会的成员，这个委员会的工作是针对患有进攻性发展障碍（TED）的人进行鉴定发展。在全国进攻性发展障碍（TED）培训（2003~2007）的框架下，她作为进攻性发展障碍（TED）鉴定发展的工作台培训子委员会的成员，也参与了有关需求分析的起草设计。

丽莎·圣－查尔斯在全国甚至全世界范围内的许多教育机构中都做过培训。从2002年起，她作为MIRA基金会第一小时合作者，在利用狗对自闭症谱系障碍的孩子进行帮助的地方实验项目中，她在一处充满家庭氛围的基地里为患有自闭症谱系障碍的幼儿、青少年和成年人设立的假期营地担任临床指导。她在自闭症领域已经活跃了四十多年，持续不断地追踪着针对自闭症谱系障碍的治疗介入领域里的知识变化。最近几十年里运用的多种项目、方法和工具，如TEACCH、PECS、社会剧情疗法和ABA等，对她而言，都不再是什么秘密：她总共加入数百个小时的自闭症培训，包括近四十年来在魁北克省出现过的全部培训，从布伦达·迈尔斯[1]的培训到

①博士，美国堪萨斯大学特殊教育系的副教授，主要负责阿斯伯格综合征和自闭症的项目，同时兼任瑞士日内瓦自闭症中心治疗团队的专家。

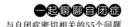

巴里·普里南特^①的培训，中间还有史蒂芬·葛斯汀^②、托尼·查曼^③、帕梅拉·沃尔夫伯格^④、马克·桑德伯格^⑤、J.D.多尔蒂、卡罗尔·格雷^⑥等人的课程。

萨加德二人组

布里吉特·哈里森和丽莎·圣–查尔斯是萨加德模型及构成该模型的工具的共同创始人：学习媒介和方式的陪伴程序（PACMA），概念性的萨加德语言（LSC），情感解码程序（PRODREM）和萨加德二人组，以及互

---

① 博士，全世界著名的自闭症权威，拥有超过四十年的研究、治疗和咨询经验。
② 博士，在美国得克萨斯州从业，创立了关系发展治疗法（Relationship Development Intervention）。
③ 博士，英国伦敦国王学院精神病、心理学和神经科学研究员，临床儿童心理学主任，主攻自闭症儿童的社会认知发展。
④ 博士，美国旧金山州立大学教授，主要研究自闭症群体在社会化、游戏和想象以及同伴文化上的需求。
⑤ 博士，供职于自闭症行为分析中心，研究兴趣是针对自闭症儿童的语言技能发展的治疗介入。
⑥ 美国密歇根州的从业者，于1990年发展出"社交故事"的疗法。

动、社会化和自主生活的准备性工作坊。

位于里姆斯基市的魁北克大学有一个针对自闭症谱系障碍的学习项目，在这个项目的框架下，她们二人都承担了相关课程的教学，参加了该项目的起草制订。同时，她们二人还在蒙特利尔大学和拉瓦尔大学授课，并发表了许多论文，其中包括发表于《心理学与教育》上的"想法结构的内在运作假设"（2012年6月）和发表于《适应与入学新期刊》的"自闭症者的想法结构和入学"（2013年1月）。她们两个人还一起给许多医疗团队小组，如魁北克学习障碍协会（AQETA）、魁北克特殊教育家专业协会（APEESQ）、蒙特利尔教师联盟会议、法国自闭症协会、瑞士法语区自闭症协会和自闭症沙龙做过报告。

布里吉特·哈里森和丽莎·圣-查尔斯在针对治疗介入的许多不同的示范项目上进行了合作，与她们合作的还有诸如特殊教育学校、学习预备班以及智力缺陷再适应中心等机构。她们还定期在加拿大和其他国家，如

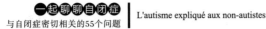

瑞士和法国（洛林地区、马提尼克岛）授课，她们在那里与不同的机构进行合作：UEMA[①]、FAM[②]、SESSAD[③]、SAMSAH、ADAPEI、MAS[④]，尤其是与洛林地区的SESSAD协会进行合作，得出了极有说服力的结论（参见：布里吉特·查马克，"自闭症孩子与青少年陪伴：摩泽尔省的一个创新性的特殊教育和家庭护理服务"，收录于《精神病护理组织：法国社会事务期刊》2016年第2期第6号，第141–156页）。

　　在2016年，她们二人因创办了魁北克省"萨加德"自闭症鉴定中心而被提名加拿大电视台《太阳报》"社会"类别的得奖者。

---

① 这是一家位于阿尔萨斯南部的自闭症教学机构。
② 蒙特利尔自闭症基金会。
③ 特殊教育和家庭护理服务。
④ 马萨诸塞省自闭症资源支持中心。

目 录 ————————
C O N T E N T S

第三章　　自闭症的症状显现　　041

第六章　自闭症者的性格　　123

第七章 自闭症者的社交 135

第八章 自闭症者的自我管理 155

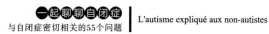

第一章

假如我早知道自闭症是这样的

理论是人们自以为知道一切而什么也无法运转。实践就是一切都运转良好而没有人知道为什么。在这里我们统一了理论与实践：一切都不运转……没有人知道为什么！

——爱因斯坦

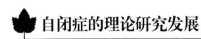 **自闭症的理论研究发展**

在过去的若干年里，科学为我们传达的自闭症形象

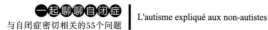

已经发生了彻底的变化。为了很好地理解这些新知识，我们必须把自闭症者的实际经验融合在其中。

有关自闭症的经典描述，我们应当归功于奥地利人列奥·肯纳[1]，他在 1943 年描述了自闭症者的两个特征：孤独（极端孤立）和相同（单调或不变性，维持持久性）。1911 年，瑞士人尤金·布鲁勒[2]（Eugen Bleuler, 1857–1939）第一次使用了"自闭症"这一术语：它源于古希腊词 autos，意思是"自身"。按照肯纳的看法，自闭症是天生的。

1980 年，英国精神病学家洛娜·温[3]（Lorna Wing）基于一个三重环节对自闭症进行界定，这个三重环节是影响自闭症者的三个常见领域的整体：交往、互动，以及一成不变的行为与局限的兴趣。

---

[1] 美国精神病学家、物理学家，出生于奥地利，以自闭症研究著名。

[2] 瑞士精神病学家，以引入"精神分裂症"一词而著名。

[3] 英国精神病学家，研究自闭症，引入了"阿斯伯格综合征"一词。

2013 年，美国精神医学学会出版了第五版《精神疾病诊断与统计手册》，这本手册本着协调的精神在整体层面建立了以下标准：

社交和社会互动的持续性缺陷；

行为、兴趣或活动的受限性和重复性特征；

在生命早期出现；

在日常生活中导致严重的困难。[①]

在描述那些可观察到的表面上反社会或奇怪的行为时，这些历史性的界定没有一个考虑到"局内人"的视角。因此，选择一个新颖的参照系对我们来说是一件很关键的事情：重新选择一个新的参照系，使我们能够呈现出在科学语境中提出来的所有描述，从而把自闭症者的亲身经验联系起来，并且为了采纳一种关于自闭症的

①《精神疾病诊断与统计手册》中文版（张道龙等译，北京大学出版社 2014 年版）第 29-30 页。

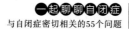

全新视野，在很大程度上要把专业知识补充进来。

这种解读使我们能够获得的预见完全反映在治疗介入上。因此，这样的预见说明了在过去三十多年为什么有这么多持反对意见的理论存在。相反，经典的界定和重新提出的框架取决于与现实情况完全对立的特征。法国社会学家布里吉特·查马克[1]所谈论的自闭症，与神经学典型者所谈论的不是同一个事物。这里涉及的主要问题表现在感知、信息处理和情感的特殊性上。最直观的描述毫无疑问是由坦普·葛兰汀[2]给出的，她是美国的一名自闭症者和知名动物学家。按照她的看法，自闭症者是视觉思维者。

在神经科学和更确切的"发展"概念（如婴儿的发展）之前，人们一般都相信可以通过观察来获得关于人体运转的完整知识；自闭症者就是这样的人，人们看见他们的行为，观察者把对他们的理解呈现给观察者自身。

_____

① 法国社会学家，以质性社会研究为主要研究领域。
② 美国动物科学家、畜产学家，禽畜动物行为专家，自闭症者。

然而，过去这些年的发现和与自闭症者的实际体验相关联的经验，如坦普·葛兰汀和布里吉特·哈里森这类例子，与上述信念完全不符合。关于自闭症者的行为通俗而简单的印象与婴儿神经科学和发展研究的说法是彼此不协调的，就像与自闭症者的实际经验不一致一样。

这些关于自闭症的看法都过于简单，并且彼此有区别。为了完善这些看法，我们将考察这样一个事实，那就是：如此多的不同理论，虽然它们从不同的基本概念出发，但这些概念同时也都是可靠的，并且它们都能解释一个同样的现象。如此，如果两个理论都能诠释同样的现象，那么，观察者必将选择最适合他的那个理论。也就是说，每个人从自己的视野、职业、知识出发，都将对自闭症做出基于自身的界定。

从肯纳起，一直到如今的神经科学，中间经由西蒙·贝伦－科汉①的精神理论、乌塔·弗里思②的连贯性

———————

① 英国剑桥大学发展精神病理学家，剑桥自闭症研究中心主任。
② 德国籍发展心理学家，任职于伦敦大学学院认知神经科学研究所。

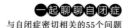
之说，或是沙莉·奥佐诺夫①的运行功能紊乱之说，自
闭症的历史给我们提供了一系列模型或理论，这些模型
或理论仍然在不断增加或丰富。由于所有这些模型都掌
握了谜底的一部分，我们追问一下，人们有朝一日如何
能够实现一种关于自闭症的整全性理论？这样的整全性
理论能够考虑到自闭症大脑发展的所有阶段，而且拥有
预见性的力量。我们需要一种关于自闭症想法结构内在
运作的假设，以便从整体上对自闭症进行描述，这是唯
一一种能够把所有的必要解释都囊括在内的假设。严格
来说，重要的并不是某种科学理论，而是提出这种理论
的原则和所观察到的现象能够在通行的科学语境中找到
解释。我们的自闭症理论考虑到这个科学语境、新近的
发现、治疗介入和自闭症者实际体验的经验。十余年来，
无论自闭症者的年龄几何、症状所达到的程度以及是否
有与此相关联的其他症状出现，这种理论已经在治疗介

———————————

① 美国加州大学戴维斯分校医学院讲席教授，主要从事幼儿自闭
症研究。

入方面得到证实。

无论是阿斯伯格综合征，还是传统的自闭症，越来越多的人对自闭症谱系障碍的存在有了一定的认识。但是，认识到该障碍的存在并不一定能够理解它究竟与什么相关。我们认为，与自闭症相关的流行印象更像是灾难性的场景。

人们通常会提到自闭症的这几副面孔，自闭症是祸害，它是一种疫病，自闭症者的那些古怪行为，常常令人头痛。不过，这都是一些过时的看法。自闭症者好比茧中的婴儿，他自己用头撞击茧壳，与任何人都没有关系，但是他可能具有极特殊的天赋。最后，人们在自闭症者尚未有机会自我发展成长之前就谴责他：人们相信，自闭症者一辈子都不会自主，于是赶紧给他规划人生，给他提供"安全"。

还有一种现象让自闭症的形象变得更加复杂。媒体通常会强调自闭症的灾难，以及某些自闭症者的行为或

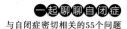
超常的能力，类似于电影《雨人》[①]中的那种类型（这些人仅仅代表全部自闭症者人群的大约1%）。那些没有天赋的人因此都变成了大众想象中的"非自闭症者"，或者是不让人感兴趣的自闭症者。更糟糕的是：如果周围的人没有"看到"自闭症，他们就不会对其反思。

伴随着那些污名化的效果，有一些关于自闭症的禁忌长时间持续存在，这些禁忌可能是造成上述现象的根源。从"生存现状"的角度来看，那些围绕在自闭症者周围的人，都是自闭症的"旁系携带者"。他们为了让自闭症者变成隐形状态，赶紧让自闭症的症状消失，会出于恐惧而做出一些适得其反的事，这些都让自闭症者丧失了治疗的宝贵时间。

人们对自闭症感到恐惧，导致下列行为：人们不与自闭症者建立联系，反而找他周围的人询问。正是这些周围的人代替自闭症者发声。对于自闭症，对于自闭症

---

①1988年上映的美国电影，以兄弟情为主题。剧中哥哥是一名自闭症者，记忆力惊人。

者的父母所经历的痛苦，对于自闭症者的家庭，对于专业知识方面的难题，人们谈论得已经很多了，但是人们从来都没有谈论自闭症本身，人们没有听到自闭症者的声音。

自闭症者不得不生活在一个平行世界中，因为那些围绕着他们的非自闭症者不理解他们的状况，也无法回应他们的需求。这个平行世界存在着，也应当被绘制出来。就像第一批探险者绘制了世界地图一样，人们应当绘制出一幅关于自闭症者大脑区域运作情况的地图。只要关于自闭症者大脑内部连接的地图没有绘制完成，只要人们没有理解自闭症者大脑结构的运作情况和生理效果，人们就无法给出关于自闭症的完整界定。况且，尽管通过核磁共振成像所获得的图像可以还原大脑连接与身体运作之间的联系，但这些图像永远也不可能说明自闭症大脑对自闭症者及其日常生活的实际影响。因此，必须考虑到首要相关之人的解释和描述，即自闭症者自身的解释与描述。他们过去没有资格见证自身，那么，

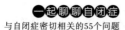
将来我们不能再这样做了。

经历过专家无数次治疗介入的努力后，自闭症者的家长无法确认其孩子的结果，这种无法确认将无限而辛酸地持续下去，因此，家长由于负担过重而精疲力竭。他们在自闭症面前感到无能为力，看到自己的孩子深受自闭症之苦。正是这种感受证实了某些事情在他们这里被遗漏。由此，某些关于自闭症的研究已建议要相信自闭症者家长的直觉。

人们很少利用自闭症方面的资深专家的全部经验。这是一个严重的错误，为了很好地理解什么在运作、什么没有运作、某些实践的起源以及人们反复犯的错误，必须投入数十年的治疗介入、学习和教学。简而言之，专家们也同样拥有他们那份沉重的经验，并且，人们能够频繁地看到在特定机构或部门中人员的大规模轮换。人们能因此得出结论，针对自闭症的治疗介入有可能会丧失其受欢迎程度和质量，因为接受实验而采取这种治疗方式的人会越来越少。

　　自闭症的历史使大家能更好地理解我们为什么处于当前的状态，并开始理解为何施加于自闭症者身上的治疗方式一点儿都不起作用，我们在长达60年的时间竟走了这么多弯路。我们将会花时间从对自闭症者的行为观察过渡到对生命秩序的认识。

　　最初，人们认为自闭症是父母的错，是他们让孩子成为"功能性的残疾人"。这是1950年的假设性观点。但是在1960年初，心理学家艾瑞克·修普勒^①主持了美国的"自闭症及相关交流障碍儿童治疗与教育"团队（TEACHC：Treatment and Education of Autistic and Related Communication Handicapped Children），这个团队认为自闭症是有机体发生的特殊情况，自闭症儿童都是"可教育的"，从而推翻了1950年的假设性观点。TEACCH项目的广泛成功证明了它的合理性。

　　后来，人们提出，自闭症是某种社会化障碍。尽管神经科学取得了很大的进步，但这个说法一直持续到今

_____

① 美国心理学家，治疗自闭症的国际先驱。

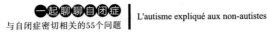

天。然而，1989年，英国心理学家乌塔·弗里思提出假设，自闭症更多地是与核心连贯性的某种特殊性相关，自闭症者在理解社会情境的意义上存在困难。因此，社会化困难是自闭症的次生效果。

　　某些研究者还持有如下看法，即自闭症是某种行为障碍。这个说法也一直很难被广泛认可，因为这些研究者尚且不知道如何区分属于自闭症者大脑控制的行为和可以定性为自愿为恶的行为。把自闭症视为行为障碍，这种观念没有考虑到奥佐诺夫有关运行功能（精神过程使人能有意识地控制思想和行动）特殊性的理论。正是在1991年，自闭症者在（行为）规划、大脑灵活性与（行为）组织方面遇到的困难已经变得更加广为人知，这表明某些行为困难根本和患者本人的意愿无关。

　　1980年，人们对自闭症是某种依恋性障碍的说法提出反对意见。西蒙·贝伦－科汉在解释自闭症者的某些精神过程时采用了精神理论和社会信息理论：重要的不是某种依恋性障碍，而是某种关于自我和他人的不同概念。精神理论提出，自闭症者无法解读他人的心理状态。神经学典型者对自身与他人实现心理表征；通过进入这种表征，神经学典型者的心理过程使他能够调整自己的行为，以适应他人的行为。某些自闭症者无法把这个特征概念化。他们不知道的是，他们面前那个人的想法跟他们自身的想法是不一样的。社会信息理论则认为，自闭症者无法从视觉上把他人的情感解码成对应的社会内涵。比如，当自闭症者看到某个人皱眉头，他就理解为这个人生气了。但如果这个人皱眉头只是因为他看到过于刺眼的阳光，那么，自闭症者则只能看出愤怒，因为自闭症者对他人的"解读"取决于自身所习得的信息，而不是取决于分辨出来的情感。

再晚一点，人们开始认为自闭症是一种情感障碍，更有甚者认为自闭症者没有情感。等到葡萄牙神经学家安东尼奥·达马西奥的著作出现，他从 1996 年起开始谈论"自身的自我感"，人们才开始明白，自闭症可能与某种认知性的自我意识的特殊情况有关。由于处理信息被

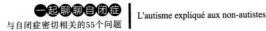

延迟，自闭症者在建构自己的自传式记忆时遇到了困难，而我们的假设就是通过这种困难来解释患者特殊的发展构成。

还有一种说法相信自闭症是智力上的某种缺陷，这种说法得到了很多人的认同。神经科学家洛朗·默特宏[1]和米歇尔·道森[2]在2014年的著作却给我们带来了完全不同的观点。按照默特宏和道森的看法，自闭症者的大脑连接以下列方式进行，即对特定类型的信息表现出能力的增长，其中就有视觉信息上的能力，这种能力的发展会产生某种完全不同的智力形式。

当在自闭症的正式定义和自闭症者的说法中出现了感觉特征时，人们就提出假设，这与感觉调节或感觉融合的某种障碍有关。神经科学的著作正在证实自闭症者的"感觉反应性"，他们大脑连接的特殊情况应当能解释

①加拿大蒙特利尔大学认知科学家、自闭症专家。
②加拿大自闭症研究者，在蒙特利尔市草原之河医院工作，同时也是一名自闭症者。

这种"感觉反应性"。例如，在 2000 年初，美国神经科学家南希·明斯[1] 在这个层面上提出关于高连接性和低连接性的理论：自闭症的特征不仅仅是那些高级神经元的低连接性状态，也包括位于大脑皮层中的高连接性状态。

1985 年以来，以坦普·葛兰汀为例，她是著名的自闭症者，许多成年自闭症者都说明了自闭症者的大脑具有某种特殊性，但很少有人考虑到这一点。然而，全世界范围内的自闭症者都在讲述"同一件事情"，这"同一件事情"得到了神经科学的证明！自闭症的主干（左冠状动脉）开始得到明确化。

研究确认，自闭症者所谈论的自闭症与非自闭症者所说的事情并不相同。当非自闭症者在谈论交往、社会化和有限的兴趣以及一成不变的行为，即在感觉调节方面的问题时，自闭症者展现得更多的是在知觉、信息处理和情感处理方面的特殊性。神经学典型说法的持有者

---

[1] 美国皮兹堡大学医学中心教授，精神病学家、神经病学家、自闭症研究专家。

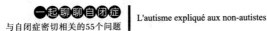
从"问题"开始描述自闭症，他们认为自身大脑的运作是标准的，与此形成对比，自闭症者的大脑运作则被认为是有"问题的"；自闭症者自身则只能把自闭症描述为某种运作情况，即他们自己的运作情况。

　　总的说来，如果人们把自闭症界定为与左冠状动脉相似的特殊的运作情况，这种运作情况因个体而表现出不同的强度，与此相关联的障碍以及人的知识都是每个人内在的，那么人们就可以把不同的理论整合起来，开始从整体上理解这个问题，这个问题更加重要，有可能会处于生理学的范围。尽管对自闭症的最终理解需要经由对大脑的研究来进行，在获得有关自闭症的真正整体性的图景前还需要再等待，但正是基于这种多重解读的视角，我们将解答本书提出的问题。

自闭症的科学描述

自闭症谱系障碍被认为是一种神经发展障碍，并且这种断定将成为我们的主要基础。尽管人们提出了自闭症谱系障碍在基因上的起源假设，但它的起源一直不为人知。对于加拿大精神病学家彼得·斯萨特马利[1]来说，自闭症谱系障碍是所有神经发展障碍中最复杂的；按照洛朗·默特宏的看法，这里涉及的问题是大脑结构，该结构的信息处理功能与神经学典型者的大脑功能相比，呈现出某种基因变异。

我们认为，自闭症者拥有与所有人相同的身体，但他的大脑是以不同的方式进行连接的。自闭症者的大脑与众不同的连接性导致了他与众不同的神经发展，以

---

[1] 加拿大麦克马斯特大学精神病学和行为神经科学系教授，以研究阿斯伯格综合征遗传学闻名。

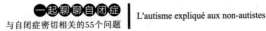

及与此差异性相适应的内在管理，这就使得患者的身体不得不做出特定的行为举止。这些行为举止被称为自闭症的症状，并且人们在全世界范围内的大部分自闭症者那里都发现了这些症状。这些症状经常与行为障碍相混淆，但它们并不是行为障碍，这些症状拥有它们自身的功能：这些症状反映了患者的身体为了帮助其大脑的企图，大脑特定的连接性并不能使它持续而稳定地处理信息。为帮助自闭症者更好地发展，人们与其试图在自闭症者身上消除这些症状，还不如放任它们。

我们提出一种观点，自闭症包含了两种"面向"，我们曾经把"神经元连接"的这个面向称为"隐藏面向"，把"身体的行为举止"的这个面向称为"清楚面向"。当"隐藏面向"遇到困难，它就会寻求"清楚面向"的帮助。这也是有些人很难理解在某些自闭症者那里看不到自闭症的原因之一。这些人就是因为这样而无法考察自闭症的运作情况，并且如果情况变糟了，这些人就会认为它涉及的是行为障碍。而且，治疗介入者经常会围绕自闭症的"清楚面向"玩把戏：这些人试图让自闭症的"清楚面向"消失，通过消灭自闭症的症状，他们就相信已经治愈了自闭症！不过，自闭症的起源问题来自神经元连接而不是行为举止，而且这并不是因为人们没有看到这一点，而是它并没有导致什么困难。

自闭症是神经发展上的障碍：自闭症能够积极地进化，自闭症者或许能应对他的自闭症运作情况，但人们却不能治愈它。这不是人们应当治愈的某种疾病。

大部分自闭症者并没有智力上的缺陷。按照我们的看法，人们存在的错误理解是对自闭症与智力上的缺陷的混淆，这种错误理解使我们无法探究自闭症者的丰富潜能。因此，我们似乎迫切地需要介入其中，尊重自闭症者的人格整体性，给他们提供有品质的生活。

我们认为的重要前提如下：

◆ 必须理解自闭症是如何运作的；

◆ 对自闭症运作情况的不理解，极大地导

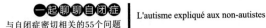

致了自闭症者自身的焦虑；

　　◆人们既不能让自闭症的症状消失，也不能不考虑它，自闭症构成了患者身份的一部分，人们必须"带着它一起做事"；

　　◆自闭症者说的是另外一种语言；

　　◆人们有可能与自闭症者一起发展出某种共同的语言；

　　◆自闭症自身并不是某种行为障碍或攻击性障碍的起源；在大多数情况下，攻击性的自闭症者是先受到攻击的人。

　　随着知识的增长，我们观察到自闭症谱系障碍的形象也在发生变化。自闭症的群体与一则寓言很相似。这个寓言讲的是四个盲人和一头大象的故事。这四个盲人都摸了大象，想知道大象是什么样。有个人摸到的是大象的鼻子，另一个人摸到的是大象的尾巴，还有一个人摸到的是大象的腿，最后那个人摸到的是大象的身体。

他们接下来开始争论，因为他们每个人拥有的关于大象是什么样的想法，都是不一样的，每个人都坚持自己的想法。如果他们想过把四个人的想法综合起来，很有可能就会获得关于大象的样子更客观、更一致的理解。

认识到只靠单一的想法是不足以描述自闭症的，这一点很重要。我们认为必须从自闭症的遗传、神经学、医学、发展、行为等方面来讨论它。只有这样，人们才能获得最恰当的想法。人们应当做的不是反对不同的实践，而是对实验结果、治疗措施的工具和与结果相符合的假设进行检查。人们为支撑诸如此类的理论而提出的有说服力的数据，通常都是带有选择性和主观性的，因为在大部分情形中，这些数据都满足了非自闭症者的需要。我们如何能肯定某种治疗工具或项目能满足自闭症者的需要？为了理解自闭症者的大脑区域的不同步现象，人们开始注意到患者脑电图中有某些指标出现。

只有自闭症者才能证明仪器所测量出的大脑连接的特殊情况引发了身体效果和生理学效果。我们只有把神

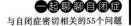
经科学的发展与收到的证明情况结合起来，才能更好地认识自闭症者的需要，才能确认我们的假设和与这种假设相关联的整个项目。

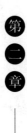

什么是自闭症

自闭症所关乎的不是我们拥有什么，而是我们是什么。你的神经学典型体系所关乎的也不是你拥有什么，而是你是什么。

——布里吉特·哈里森

自闭症者大脑的连接方式

自闭症谱系障碍是神经发展上的某种障碍。这意味

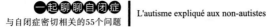

着大脑的连接方式（神经元连接的特殊情况）对神经发展产生了影响。事实上，存在着一系列研究指向在自闭症者大脑中的解剖学证据。这些反常性改变了患者大脑的结构。包括雷米·莱斯蒂耶纳[①]在内的许多专家都相信，自闭症应该是源于"胚胎时期神经元突触删减所导致的机能不全或反常，以及青春期末期神经元连接的重组"。因此，神经学的研究表明，自闭症者的大脑在某些局部区域处于高连接状态，在某些更远的区域中处于低连接状态，这就引发了这些区域之间的同步化问题。因而，患者大脑的一般"平衡"出了问题。并且，如果存在不平衡，那么神经发展的某些平常步骤不可能越过。

这里需要解释几个特定的概念，我们在整本书中都将参照这些概念。在本书的结尾部分，这些概念在专业术语表中得到了界定。

当我们谈论"平衡"的时候，我们想到的是有机体

①法国国家科学研究中心 CNRS 的荣誉研究员，先是研究物理学，再转向研究神经科学。

整体为了确保其生存而试图维系的稳定状态。这里涉及的是"内环境的稳定性"，它是构成人体和一切生命体系特征的一个根本原则。某个被扰乱的系统倾向于通过回归其原始状态而保持其内在平衡。例如，如果我们很冷，身体就会自我适应，以增加身体热量的生产。大脑能够自觉地决定何时提高身体的热量。如果我们很热，身体就会通过出汗来降温。

外在的信息总是在不断地发生变化，而我们的知觉也是如此。自闭症者以不同的方式处理变化的环境与他们自身有机体之间的关系。在神经学典型者那里，面对变化的环境而努力地实现内在的再平衡，这种再平衡的努力发生得很快，并且是不可见的。神经学典型者的大脑能够对寒冷的感觉做出反应，例如，按照他过去的经验来进行反应，因为他很容易通过学习来制定反应的流程。自闭症者自身也感知到寒冷，但总是不知道面对信息该做什么，因为他总是被其他信息困扰。他应当"人为地"或"自觉地"把数据联系起来，他的身体试图在没有反应流程的帮助的条件下对信息做出回应。他的全部神经元资源都被知觉调动起来。

我们可以用装有不断运动的小球的气球的图片来阐释所寻求的平衡。我们不时用手轻拍气球，以便让小球重新进入和谐的运动中（图1 A）。小球的运动持续地受到温度、气流等外在变量的影响（图1 B），我们必须重新用手拍打气球，才能让小球归位，才能恢复流畅的运动（图1 C）。这个运动过程表明，在面对持续变化的外在信息时，内部会努力重新寻求平衡。有能力重新寻求平衡，这可以调动其他资源来作用于认知功能上。

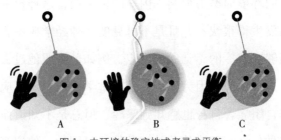

图1　内环境的稳定性或者寻求平衡

我们相信，并且当前的研究也能够确认这一点，寻求内在平衡的运动可能经由大脑的可塑性而得以理解，即大脑能够根据实际经验来修正神经元网络内的连接。对大脑可塑性的治疗介入有利于创造出应对不同刺激的反应流程，这就使得自闭症者能够实现进入新的发展阶段的必要平衡。因为成熟的大脑保留了其可塑性，即使是成年人也能够进入这些新的发展阶段。这就意味着，在寻求更好的生活品质的问题上，最终不存在年龄的限制。我们要认识到，自闭症存在着，但是它也在演变，因此我们也要有改善自闭症运作状况的方式，这一点很重要。

神经科学曾指出，自闭症者的大脑以"感知性"的方式进行连接。感知性的大脑优先处理具体的信息，也就是所有那些非社会性的或集中在细节上的信息。大脑的这种特殊情况取决于患者的意愿。自闭症者本能地感知到房间的天花板、墙壁与在房间里的人，他的大脑几乎能够马上告诉他房间里有几个人，却不会告诉他房间里的人的情绪。

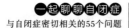
自闭症者大脑的特殊情况

自闭症者自身的认知组织在下列两个方面出现了特殊情况：

● 感觉

● 语言

自闭症者在面对环境对感官的冲击时表现出了强于常人的感受性。越来越多的研究表明，这里涉及的是某种高连接性问题：感知性的大脑接收的信息太多，无法从其想法中解脱出来。面对感官受到的过多冲击，它应当学习如何调整信息的接收。

同样地，当自闭症者不断地"跳跃"时，人们无论如何也不能把他放在"蹦床"上，那样他只会"跳跃"

得更频繁！受到质疑的是身体及其运动间关系的平衡，而不是身体的感受或身体在空间中的位置。自闭症者仅靠自身，是无法进入下一个发展阶段的；人们帮助自闭症者发展认知机能，这会引导其想法的组织化，这样就能帮助他在空间中立足，然后活动。因此，与那些只能依靠触碰墙壁和家具在房间边缘活动的人或那些总是贴着地面活动的人不同，自闭症者的活动将不会局限于附近的环境。

自闭症者的大脑在运作方面也存在特殊情况。人们可以把大脑比作变速箱。如果说神经学典型者装配了一个能够在后台以灵活的方式执行各种任务的自动变速器，自闭症者操纵的应当是一个手动变速箱。事实上，他们出于认知上的智力锻炼，必须有意识地处理每一个信息单元，而且一次只能处理一个单元，这导致其信息处理的长时间延迟。如果我们是自闭症者，不管是摸到的东西、看到的图像还是听到的声音，一切都是从眼睛中进来的。这些进来的信息会经过大脑的处理，大脑只处理它意识到的曾经见过的东西，并将某种反应流程与此相关联。人们明白，操纵一个"手动"的大脑，要努力把握所有瞬间：很多自闭症者很快就精疲力竭，某些患者则整日为严重的头部疾病所折磨。我们需要知道的是，尽管自闭症者可能不会说"我生病了"，但他的身体却让他受到煎熬。

最后，自闭症者大脑的发展使得他们需要某种适应自身的语言，就像聋哑人需要手语、盲人需要布莱叶盲文一样。我们在魁北克为自闭症者发明了一种特殊的语言——概念性的萨加德语言或 LSC——为的就是让自闭症者以功能性的方式更容易交流，以及让他们的想法更容易组织化。

这里最重要的不是引导自闭症者说话。我们可以把不说话的自闭症者比作不能开口说话的聋哑人：让言语闭塞的是聋哑，而强迫聋哑人说话，显然是徒劳的。对于自闭症者来说也是如此：强迫让他接触我们的语言将无法"治愈"其自闭症。此外，通过这种方式获得的语言是从大脑的感知方面出发的，而不是从互动方面出发的，只有从互动出发才能发展出真正的交流。这就是为什么很多自闭症者虽然开始说话，却没有经过某种认知组织化的阶段，最终只能停滞在模仿语言的阶段，说着一成不变的台词或主题不变的话。他们只能被迫学习如何制造声音。

🍁 成为社会性的存在

感知性的大脑在进入互动环节以及发展的不同阶段上会遇到困难：抽象、对人的声音的反应、自我意识和对他人的意识、社会性的标识。从出生起，自闭症者在不同程度上就是"社会性的盲人"。有些自闭症者能结合时间对具体的标识进行解码，而另一些自闭症者则完全做不到。人们无法"传授"他们如何成为"社会性的可视者"，他们必须经历一系列的发展阶段：这种发展无法

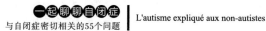

传授，只能自己学会。过去的这些年，治疗者曾经教自闭症者认识社会（视觉接触、共同关注、社会技巧），但这些治疗者只是在帮助他们"背诵"更多的东西。

所有的人类存在都被设定了程序，以便成为社会性的存在。就目前所知，科学并没有在自闭症者那里找到反例，因此我们必须相信自闭症者自身也被设定了程序，也要成为社会性的存在。然而，自闭症者优先处理知觉性的东西，这阻碍了其社会化及交流维度，因为他的神经元资源总是被引导到最迫切的事情上。关于社会秩序的信息可能在自闭症者那里也会引发某种情绪，但是，就像他的感觉器官所捕获的其他数据一样，这种信息也应当先经过其大脑的认知组织化才能被处理。这种机制给自闭症者一种感觉，即信息已被接收或这种信息只是毫无意义的。

在社会情境中，为了获得或维持内在平衡，自闭症者的结构整体也将被调动起来。平衡实现时，也是社会互动得以实现时。但是，如果出现的有关社会秩序的信息过于复杂，感知性的大脑仅仅依靠自身将无法处理这种信息，也无法维持平衡。这个时候，大脑将动用它自然而然的助手——身体。也正是如此，全世界所有自闭症者所做的自闭症举动将会帮助他们在现实生活中重新配置其大脑。人的身体是有智慧的：它诉诸这个人所需要的一切来获得其内在平衡，无论这个人是自闭症者还是神经学典型者。

自闭症者的举动在他的发展中起了极其重要的作用。时至今日，没有任何研究能够指出停止这些举动究竟起什么作用，就像拍手那样。我们相信，由于自闭症者大脑的运行图还没有绘制完，并且人们还没有把自闭症者自身的说法纳入考虑中，这些举动的作用仍将不为人知。人们也不会认识到强迫停止这些举动会产生什么后果，这一点让人很不安，还没有人曾经关注过这方面的问题。然而，只要头部能够独立运作，举动自身也就能够自动停止。有机会的时候，它们就能重新出现，比如，信息处理能够变得更复杂的时候（如果信息更复杂或这个人

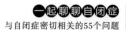

疲劳、焦虑了）。对自闭症者来说，复杂的信息同样应当用他的身体来处理，而不只是靠他的大脑来处理。

本书作者丽莎的解释

如果有人叹气是因为他疲于跟某个自闭症者在一起，那么，该自闭症者不会明白这个举动（叹气）的意思，因此在其行为中也不会考虑这个问题。如果该自闭症者没有远离此人，人们很有可能会指责该自闭症者是无礼的。然而，如果某个聋哑人因为听不到或某个盲人因为看不到别人而没跟人打招呼，人们是否会指责他的无礼呢？自闭症者也不可能考虑他没有看到的东西；他的大脑以其他的方式相连接，"看"不到社会性的意义。

自闭症大脑的三个特征

所有的自闭症者的大脑都具有三个特征，无论这些特征达到什么程度，也无论他们的自闭症是否显性。这三个特征如下所述。

●大脑启动的困难，这种困难是这样发作的，即患者总是需要某个启动器、外在的提示，才能开始行动，进入下一个步骤。按照所达到的阶段来看，患者自身无法创造连接以便经过下一阶段的发展区域。

●抽象思维的困难，患者的大脑是可视化且具体化的思维，因此他无法考虑不可视的情况，后者包括抽象思维、互动以及社会性。

●在现实生活中回忆信息的困难，或者在对实际经历的事件的语言描述上处理延迟，回忆所经历的这些事可能会比事件发生要晚很久。患者的大脑在现实生活中无法处理与自身相关联的信息。这也是为什么当人们向自闭症者提出某种有关他实际经历的个人性问题时，自闭症者经常会回答说"我不知道"。这也导致人们

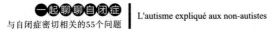

错误地认为自闭症者没有情感。

其实，在神经学典型者那里，源自环境或身体的信息都会以灵活的方式而加以处理，几乎是无意识的。而在自闭症者那里，这种信息以特别零碎的方式被处理：我们称之为自闭症的管理。正是自闭症管理中的不平衡导致了如此惊人的无意义危机。我们曾经见证过不同程度的自闭症危机，于我们而言，这些危机像是神经元、认知和心理学等方面的同步化问题。然而，对于自闭症危机，却没有任何相关的说法。

我们相信，自闭症所达到的程度与高连接性和低连接性之间的差距相符合，与感觉器官之间互动的缺乏相符合，感觉器官对知觉进行"手动"的管理。高连接性和低连接性之间的差距越大，容易处理的非社会性的信息与很难处理的社会性的信息之间的差距越大，那么自闭症的程度就越严重。这种差距对自闭症者想法的组织化和认知机制造成影响，使抽象思维变得困难。它同样也让自闭症者获得情感以及自我意识、对他人的意识变得艰难，如果涉及的是有关实际经历过的情境的回忆，这种差距也会导致延迟。

有一种方法可以对自闭症的神经发展特征加以考察，这样的方式能够"巩固"平衡和神经元的同步化，加快认知的组织化，并因此降低信息处理的延迟，扩大进入认知性的自我意识的通道，后者是一个根本性的步骤。处于平衡状态的大脑，并且它的各区域以同步化的方式运作，这就使得患者的神经发展能够自我发生。

🍁 结 论

自闭症是大脑连接的某种问题，这个问题对发展产生影响。由于患者的大脑以不同的方式运作，自闭症需要一种截然不同的信息管理方式。自闭症者给世界赋予了另一种意义，但是他没有与世界相分割，他所与之分

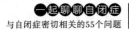

L'autisme expliqué aux non-autistes

割的是他接收到的信息的意义。

　　由于自闭症者是"社会性的盲人"，我们必须把自闭症视为聋哑症或失明症。自出生之日起，自闭症者就因为大脑连接的问题被剥夺了社会性的标识。其大脑连接问题以高连接性或低连接性的形式展现，导致了一种不同于神经学典型者的发展。这尤其意味着自闭症者的情感启动机制是不同的，其情感发展的阶段性困难也同样如此。无论是显性的还是非显性的自闭症，自闭症者不是故意以某种方式行事。这会给某些自闭症者带来严重的问题，但也会带来超出常人的卓越能力。

　　大部分自闭症者处于寻求生存的模式下。他们窘迫地活在其大脑真实的物理影响与周围人的苛责之间。在学习上，他们既无法呼喊以求援助，也无法彼此相助，那些围绕在他们周围的人缺乏与他们交流的关键工具，因此无法理解他们，也无法彼此理解。自闭症者经常被遣返到"他们自身"中。他们忍受着极大的痛苦，但是仍然在努力地适应环境，就像神经学典型者一样。人们

038

在过去许多年里持有的与此相反的看法曾经给自闭症者带来残酷的后果。

我们在接下来的章节中，将向你列举非自闭症者可能提出的问题，这些问题是从市面上通行的说法中出现和流传开来的；对于这些问题，我们也将给出某些回答要点。我们根据自闭症者的运作情况提出了五十五个问题，同时也基于对自闭症谱系障碍的新理解提出了许多建议。这种新理解建立在有关自闭症者内在运作的理论基础上，并在健康和教育领域的专业人士那里找到越来越多的共鸣。

第
三
章

自闭症的症状显现

问题 1

为什么自闭症者活在"茧"中？

传言："自闭症者活在'茧'中。"

这是最著名的传言之一，人们长久以来都相信它。

在谈论与自闭症相关的事情时，人们经常提到"茧"这个字。如果说这个表达很流行，它的意思却是不明确的，因为我们相信，这个表达并不具有人们自然而然赋予它的意义。人们使用这个术语，是因为自闭症者似乎独自一人，与自身相依为命，是因为他没有看到围绕在他周围的人，是因为当人们叫他的时候他没有回应。所以人们说他"活在'茧'中"。

人们可以把"茧"比作电脑的待机状态或某个陷入深深的幻想中的人。在"茧"中，自闭症者仍然是有意识的，但是信息没有被他意识到。当信息是有关内在的实际经验时，同样会产生"茧"的效果，就像信息藏在电脑屏幕后，或说话的人躲在电脑背后。

今天，"茧"的效果可以经由自闭症者大脑的内在运作而得到解释。这里涉及的不是情感性的茧：自闭症不是情感性的障碍，而是感知性的障碍。所以，茧是感知性的，茧与信息的处理直接相关。自闭症者在"茧"中，他的想法无法得到组织化，他无法说话，因此保持静默。他不能吸取关于外在或内在的信息，就像是接收环境信息和身体内部信息的神经系统出现故障。大脑的各区域似乎无法交流，就像它们互不理睬一样。当人们提到重新调解的话，它涉及的是有助于神经元同步化的必要工作，为的是让大脑的各区域彼此间重新恢复交流。

自闭症者的"茧"就像聋哑人的"茧"一样，并不是不可渗透的。自闭症者与非自闭症者完全生活在同一个世界，但他那静默无声的大脑，按照其本质性的内在运作，以不同的方式处理进来的信息。

🍁 问题2

为什么自闭症者会拍打自己的头顶？

当自闭症者拍打自己的头顶时，人们会听到类似于"他在自残"的评论。

必须把自闭症的症状显现与行为障碍区分开来，做出这种评论的人表现出对这个问题的无知。

当获得的信息过于复杂而很难处理，很难在内部进行组织化，自闭症的结构会经历某种类似于地震或内心中的暴风雨的去稳定化，这种去稳定化会在身体上显现。

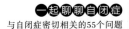

自闭症者的反应是努力恢复他的平衡，主要通过挤压他头部的某个部位来实现。这个区域位于头部的顶端，在自闭症者身上是极其敏感的，因为它符合"手动"大脑的"中央控制台"的位置，后者使自闭症者能够管理其自闭症结构。人们经常可以看到的是，如果没有人教的话，自闭症者会直接拍打自己的头顶。这里不存在任何自残和自我刺激的意向性，而是针对能引发身体不适的不舒服现象，存在某种求生反应。在这种情况下，自闭症者需要帮助。

这种"求生"机制是组合启动器，它得以进入认知组织化的进程中，后者导向自我意识。对自闭症者来说，一旦这种机制得以出现并且可行，学会操纵这种机制就变得很重要了。

长时间以来，人们相信，这种"求生"机制的出现更多地意味着某种行为障碍，而不是构成针对刺激的身体反应，有点儿像是人们感觉到有必要抓挠自己一样。然而，自闭症者需要帮助，并且存在着能够被传授的治疗介入手段和技术，用来中止自闭症者头脑中内在的地震，以便于自我管理。

🍁 问题3

为什么患自闭症的孩子总在不停地动？

患自闭症的孩子为什么一直在动，无法长时间地把注意力集中在某个活动上？他在房间里、走廊上乱动，他不断地跳上跳下；有时他会停下来看马路上经过的汽车，但是很快他又开始乱动了。

自闭症者不同于神经学典型者，他应该无时无刻地对来自外在的信息和他有机体的内在状态间的关联加以管理。如果他的大脑感知到外在的变化，他内在的平衡就会被干扰，他应当根据已经变了的东西来重新恢复这种平衡。他运动是为了寻求恢复或重新回到某个平衡点。对他而言，运动构成身体的正常物理反应，以这种方式，他的大脑被他接收到的环境中的变化所激发。

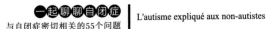

　　由于外在于他身体的一切都在持续地发生变化，自闭症者优先寻求内在的平衡，这种寻求是通过持续性的运动来实现的。人的身体不会无缘无故地运动，这里重要的是某种"求生"机制。

　　自闭症者的结构就是创造出针对不同的外在刺激的反应流程，针对这种结构的必要介入工作，就是让自闭症者不那么需要身体的运动，让他因此能够调动其他地方的资源，比如，认知功能上的资源。

市书作者金·翠的叙述

　　就像我们曾经看到瓦尔蒙一直在动，我们认为他需要做物理运动。我们让他去滑雪、滑旱冰、骑车、游泳，在这些运动中，他就像跳伞运动员在自由落体的过程中那样在飞，一点儿也不夸张。瓦尔蒙在拉龙德游乐园办了季票，他可以在那里连续玩九次旋转木马而不中断。不过近几年来，瓦尔蒙不再玩他喜欢的旋转木马了，因为它太容易让人头晕。他在过去这一年也变得爱沉思爱冥想。他在扶手椅上观察我们，一动也不动。他的爸爸在考虑，瓦尔蒙是不是已经过于消沉。但是，我们完全可以说，读懂他的眼神，就能够明白，他对围绕他的东西还是感兴趣的，他在不动的情况下就能理解我们。他能够把注意力放在他的描涂画上，持续三十分钟、四十五分钟、六十分钟，中间不中断，在学校能一直坐着做练习而不中断。当他游泳游够了或者滑雪滑够了，他自己就会结束。很明显，瓦尔蒙仍然在混乱或者新的环境中跳上跳下。但是，一般来说，他变得比我们想象中更加沉着。

🍁 问题 4

为什么自闭症者不想让别人触碰他？

传言："自闭症者不喜欢被别人触碰。"

科学话语证明了这一点，不管自闭症者多大年纪，他们都不喜欢被别人触碰。有一些家长观察到，在他们的孩子患自闭症的早期，他们不能触碰孩子，不能抚摸

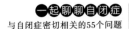

孩子的皮肤，这样才不至于引起孩子的不舒服。这一点对家长来说是最难忍受和最难理解的。

在自闭症者那里，触摸是极其复杂的。一切都是经由眼睛而摄入的：如果触摸没有被看到，大脑就无法把图像与感受到的身体感觉联系起来，这种触摸就无法被记录下来，因而会引起真实的不舒服。这种不舒服不是情感上的，换句话说，自闭症者面对的是与信息处理相关的某种无意义。为了让患者大脑里的信息得以中转，身体接触必须被患者看到才行。

被观察到的这种现象与自闭症者对长衣服的偏好相关联，因为长衣服让他们避免了对皮肤接触或其他未知材料接触的"困扰"。"没有看到的触碰"会引发不舒服，产生让人厌恶的痕迹。在自闭症者的大脑能够处理这种痕迹所带来的感觉信息前，这种痕迹会一直持续，因为这种信息排在许多有待处理的其他信息之后。

一旦有了接触，自闭症者的大脑就会忙于处理所摄入的感觉信息。只要这种信息没有被处理、被分类，患者大脑就无法处理新的信息。如果衣服标签扎到或刺痛了神经学典型者的脖子或背部的皮肤，他也可能出现类似的反应。如果标签的问题没有得到解决，神经学典型者很难把注意力集中在当下的时刻。一旦标签被卸除，他就可以立刻进行下一件事情了；而自闭症者则会在好几个小时里一直感觉到"标签的存在"。

这种现象是由自闭症者的大脑的高连接性所导致的，我们不应当把它混同于感觉调节的问题。它更不是情感问题。无论触碰引发的感觉是来自一个人还是来自某种未知材料，自闭症者大脑的感知高连接性都会让大脑"过于"执着于这种感觉，把它放在有待处理的一系列信息中。这里涉及的是对一切摄入的刺激来说相似信息的处理问题：触觉的、听觉的、视觉的。

当你第一次触碰自闭症者时，或者当他进入一个新的环境时，又或者当他疲惫或焦虑时，你永远也不要触摸他，也不要说话，更不要问他问题。你只能做静态的触摸：不要动，松开你的手。这样的话，你可以帮自闭

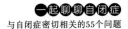

症者加快处理这种触摸感；然后，当他习惯了静态的触摸后，你可以渐渐地开始非静态的触摸。自闭症者或许能够更好地处理这些触摸。

本书作者布里吉特的描述

当我出门见很多人的时候，我会穿带长袖的衣服，为的是避免沾染上全世界的人的痕迹！如果我没有看到别人的触碰，如果我没办法把这种触碰的身体感受与我所看到的他人把手放在我肩上的手的运动联系起来，我就很有可能在长达数小时里"忍受"这种痕迹的煎熬。这种痕迹"进入"我的皮肤，并且留在那里。这是极其令人讨厌的，有时让人精疲力竭和疼痛。

本书作者金·翠的叙述

我像所有的家长一样，在人行道上等瓦尔蒙放学回家。他一从车上下来，我就赶紧迎上去，我抚摸着他，问他一连串的问题："你还好吗？""你累了吗？""要喝妈妈给你准备的饮料吗？"……瓦尔蒙每一次都会避开我，很快地跑向他的房间。然后他就躲进沙发的凹陷处，手指放在耳朵旁，流出大滴的汗水。

自从布里吉特和丽莎向我解释了我的过度出场所引发的不舒服以后，我就坐在家里一直等瓦尔蒙准备好了。他会过来找我，拨开我的头发，闻着我的颈背，然后开始亲吻我的眼皮、面颊、下巴、头。我很安静地等着他看到我。我很安静，以便动作不要太唐突。我很安静地以他的节奏、以他的方式表达对他的爱。事实上，这也很合理，你不能像摸一条狗一样去摸一条鱼，以此来表达对鱼的爱。瓦尔蒙成功地改变了我的做法。

✿ 问题 5

为什么自闭症者不想听到推剪机、吹风机这类器具的噪声？还整天戴着耳机？

诸如推剪机、吹风机、咖啡机、烟雾警报器或钻孔机等许多电子设备的噪声都可能引发自闭症者的不适。在局外人看来，这些噪声在自闭症者那里引发的反应可

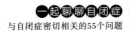

能过于夸张，但是这些反应却真实地记录了患者的恐惧和疼痛。

这些噪声是环境对自闭症者的高连接性大脑的刺激。自闭症者似乎以夸张的方式对环境造成的感觉刺激进行反应。比如，咖啡机的声音在他看来像是"蜿蜒曲折的"：这种声音不是规律的，而是不稳定的、不可预见的，充满了自闭症者无法把握的细微变化。因此，干扰自闭症者的信息处理系统的并不是噪声，而是它的不规律特征。

在有这些噪声的情况下，自闭症者很快就会筋疲力尽，然后本能地寻求逃避。这些噪声让他感到不适，也就是说，它们会在自闭症者的大脑内部引发一种真实的身体疼痛，这种疼痛与人们撞到脚趾头时所感到的疼痛是不一样的。不规则的噪声造成了刺激，然后继续回响，一直持续到这种声音被处理了为止。自闭症者显现了某种超敏锐性，而这种感受超出了他的控制。

他需要"看到"推剪机的声音：在推剪机制造噪声

时，自闭症者需要能够把这种声音与制造它的工具联系起来，才能识别和处理它。推剪机本身必须在那个时间和空间被记录下来才有用，否则他将会产生焦虑，这件事物将会给他制造一辈子的噪声。注意，如果人们只是给自闭症者指出了推剪机，然后把它关掉，推剪机从此之后就会与这种确定的顺序相关联，在同样的情境下保持不变，这种情境将具有同样的开端和同样的结果。

也就是说，如果自闭症者整天都必须戴着耳机，这是不正常的，这是一种迹象，即概念化的工作还没有完成。完成这件工作是一件很紧迫的事情，因为只有这样，自闭症者才能把握到他所接收的信息的意义。

自闭症者是视觉思维者，但是，人们应当帮助他们，让他们的思维产生必要的联系。必须启动他们的内在视觉，以便让他们的认知组织化，否则一切联系只能靠他们的外在视觉才能实现，外在视觉从环境中接收信息，却不对思维进行组织化。人们要使他们摆脱照相机（静态）思维，给他们摄影机（动态）思维。

本书作者丽莎的解释

由于不同的外界刺激给自闭症者造成信息负载过重，患者很快就充满了疲劳。他需要一个安静的环境来处理信息或休息。在把他引到那些繁闹喧哗的地方前，如商业中心，人们一定要确保他已经得到充分的休息，确保他能够充分地接收进而处理那些噪声、新的人、不同的刺激，因为他在这些场所中需要面对这些刺激。如果没有做到这些确保的事情，人们应当检查一下，在面对如此多的刺激时，患者是否已经充满了疲劳。

本书作者布里吉特的描述

我避免自己去换警报系统的电池，因为那个噪声实在太令人心神不定。像警报系统这样不规律的噪声引发了我大脑内部极大的痛楚，确切地说，这个地方是在耳根深处。疼痛的不是耳朵，而是在大脑中把声音信息与其来源进行视觉性的联系的区域。因为我必须看到噪声，所以噪声的不规律特征会困扰我：它在同一时间里产生了太多要处理的不同信息。这对我来说是不可能完成的任务！

如果这个时候有人说话，噪声将会变得更加难以解码。一边是进入耳朵的噪声，一边是别人说话的声音，我完全无法把噪声和说话的声音同步化。因此，我的眼睛试着观察那些通过耳朵进入我的事物上，我不得不紧盯着跟我说话的人的嘴巴。

对于触碰或不规则的图像，同样的问题也会出现在我身上，但是，风扇或陀螺就不会给我造成困扰。

🍁 问题 6

为什么自闭症者会不停地晃动胳膊、手、脑袋？

人们在文学中曾经长时间地谈论"矫揉造作"。通常，当人们看到自闭症者自上而下地摇摆着他的双臂时，就像扇动翅膀一样，看到他在自己的眼前挥动着手指头，自己摇晃着，踮着脚尖运动，或是做其他类似的举动时，人们试着要制止他，理由是这些举动不被社会所接受。

一旦自闭症者不再做这些举动了，他周围的人就以为他的任务已经完成！但是，为什么人们会告诉我们，自闭症者不应当用这些举动来表达自我呢？

在人们还把自闭症视为疾病的时候，自闭症者的那些举动就被认为是必须消除的症状。没有人去追问为什么世界上所有的自闭症者都会做出同样的举动，也不会问这些举动有什么用。此外，直到今天，也没有研究指出为什么必须阻止自闭症者做这些举动。今天，人们已经知道了自闭症是一种神经发展障碍，自闭症者的举动就有了完全不同的意义。也就是说，我们还未认识到强迫停止自闭症者的举动对他们发展的影响。

> 如果人们想要让盲人不惹人注意地经过，
> 那么盲人的探路杖就不会做成白色的。同理也
> 适用于自闭症者和他们的那些举动。
>
> ——洛朗·默特宏

当自闭症者努力处理复杂的信息时，他的整个有机体都会被调动起来，以便帮他维持必要的平衡。人们可以把那些身体举动描述为身体想要帮助大脑的症状显现，当大脑得以独自处理信息时，这些症状就会自行减轻或消失。

我们还记得，人的身体是有智慧的，它不会随机做任何事情。永远也不要试图阻止自闭症者做这些无意识的举动。这些举动与患者经历的发展阶段有关。这些举动在特定的阶段会出现，它们的出现决定了应该采取什么样的治疗介入，决定了哪一种陪伴才是最恰当的。必须随时考虑到患者的内在运作，以及它的自闭症结构。

本书作者布里吉特的描述

做出这些举动的不是我，而是我的身体。

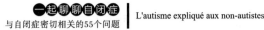

🍃 问题 7

"拍手"对自闭症者意味着什么？

这种拍手也叫"用手拍打"。它并非只存在于自闭症者身上，它在人的发展过程中很典型，所有的小孩子，大约在九个月大的时候，就会出现这种举动，这个举动会随着时间消失。难道人们认为有必要阻止九个月大的孩子拍手吗？当然不会！相反，我们会发现孩子拍手是在自我表达，我们会任由他随着时间自我发展。

有些人认为，必须阻止自闭症者像扇动翅膀那样拍手或快速地用双手互拍。一旦自闭症者做到了这一点，他们就开始欢呼胜利：自闭症得到"治愈"，因为它再也不是看得见的了！

在自闭症者那里，"用手拍打"形成得更晚，并且一直持续下来。许多自闭症者都证明了这一点。人们在两种情况下能够看到这种举动：作为积极情感的显现，或是在发作之前的情感混杂。"用手拍打"在自闭症者那里的显现是一个极好的消息，因为它预示着患者达到某个特定的发展阶段。"用手拍打"是患者情感的模式化表达，它不是某个应当消失的行为。它标志着患者大脑开始能够把握积极的情感（例如，"用手拍打"的那个人表达了他的满意）。

"用手拍打"可以被看成身体想要帮助大脑把握某种积极情感的症状显现（诸如开心），这种情感有利于交往。一旦大脑可以处理包含在这种情感中的信息时，"用手拍打"就没有存在的理由了，它对自闭症者来说就变得无用，因而会自行消失。我们一直没有认识到强迫停止自闭症者的举动对他们发展的影响。如果人们在这个阶段介入，必须十分谨慎。

由于"用手拍打"与情感的某个发展阶段相关联，必须欢迎它的出现，然后就是陪伴着那个试图进入下一个发展阶段的人。在某些自闭症者那里，"用手拍打"会持续一生，或是局部性地重新出现，这完全不是消极性的，因为它涉及的是某种情感的模式化表达。

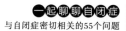

🍁 问题 8

为什么自闭症者手中总要拿着某个物件？

自闭症者手中总是拿着类似于小汽车、小卡车、毛绒玩具、书、回形针、球、铅笔、小收音机、一把 Tangle 牌子的梳子这样的物件。如果人们想从他手里夺走这些东西，他会有强烈的反应。

错误的看法是把人抓在手里的东西当成过渡的对象。对自闭症者来说，它涉及的是某种标识物或稳定的方式，后者可以帮助他来标记自己在空间中运动的身体。如果每个时刻身体的位置都发生变化，这就要求自闭症者的大脑寻求新的平衡，标记对他来说就是具体而持续性的；标记的存在因此是重要的，它使患者在物理存在中得以站稳，同时也使得认知功能能够在其他地方被调动起来。

当自闭症者开始在环境中标记自己的物理存在时，他是通过一点点地触碰墙壁和家具做到的，就像盲人一样，这样做是为了让大脑能够跟得上身体的运动，能够在空间中自我标识。再晚一些时候，他就开始使用手里拿到的某个物件，这个物件让他能够在环境中经过。该物件以相对于大脑来说的具体方式发挥作用，自闭症者如此可以跟得上他身体在环境中的运动，实现更高水平的解码。

自闭症者借助某种物体来管理标记，这一点没有年龄差别。如果人们试图夺走这种类型的东西，患者会有强烈的反应，因为他会害怕不再能够运动，因为他的大脑会停止合作。在能够继续被中断的运动之前，他首先不得不回到熟悉的环境中，不得不用手指触碰家具或墙壁，否则他将很难给自己的运动加以导向。

如果自闭症者必须把他用来管理标记的物件搁置一会儿，那么让他自己去选择他搁置该物件的地方，这样做是很重要的。为了能够继续用这个物件来满足需要，把该物件放在视线范围外的做法是有风险的，他会陷入苦恼中。

本书作者布里吉特的描述

我的 Tangle 梳子，这个小物件被卷成螺旋形，方便拿在手里，它以稳定的方式告诉我的大脑我的身体在房间中的什么地方。它会帮助我的身体更新坐标，然后过渡到别的事物上。这样的话，我就没必要用手指触摸家具和墙壁，来辅助我在环境中的运动。我的大脑需要稳定的标记，这些标记是不变的，却是可以移动的。我手里拿着梳子，就可以自主运动，而不至于让大脑必须完全停下来，把注意力集中在运动本身。因此，我不用为了方便思考而不得不停止运动，我可以这样进入自己的想法中！如此一来，我可以用其他的方式来消耗我的精力，组织我的语言或计划我的运动。

🍁 问题 9

自闭症者是刻板的人吗？"刻板"和"静无波澜"有什么差异？

人们注意到，自闭症者总是遵循着一成不变的生活方式，把东西放在固定的地方，总是吃同样的食物，穿同样的鞋子，等等。

当我们说自闭症者"刻板"的时候，我们是给他加了一个错误的修饰语。这个人并不是食古不化，相反，他传递的是这样的信息，即他的大脑拒绝改变某些早已记录的意象，并且他将继续保留这些意象。他只是需要帮助。

因此，我们必须区分这些术语。

某个刻板的人表现出很大程度上的食古不化：他不折不扣地执行指令，他缺乏灵活性，他不是可变通的。然而，他在处理信息的时候仍然有可能显示出活力。他的刻板源于他对环境和人的管理，这与外在的问题有关系。

静无波澜，也就是无改变地存在着，无运动地存在着，无活力地存在着。静无波澜的对立面就是活力。自闭症者的大脑是静无波澜的，但并非刻板的。它是断断续续的，它无法把握持续性的运动，也无法以流畅的方式处理信息流。这里涉及的是内在的问题，它与有意识的行为刻板性完全不同。

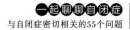

这有点儿像自闭症者不得不用一桶水来给一条河供水，以维持其流量：这种做法既不正常，也很累人。在自闭症者的大脑处理信息流的时候，他可能会承受一种"碟盘爆炸"或"持续下载中断"的负作用。这些意象会在无征兆的情况下变得静无波澜。

概念性的萨加德语言或 LSC 的使用，使得自闭症者从此能够平衡他的有机体状态。随之而来的是真正的认知组织化，它使得有机体能够实现更灵活的信息处理和更少的静无波澜。

市书作者布里吉特的回忆

我的大脑以有序的方式接收信息，并且不会对该顺序进行修正。我曾经习惯按下面的方式做热巧克力：取出杯子，再放进巧克力粉，然后加水。这个顺序的名字叫"做热巧克力"。有一天，来我家的一位客人为了讨我喜欢，开始给我准备一杯热巧克力。他拿了我的杯子，先朝里面倒水，然后放了巧克力粉。当我看他做这件事情的时候，我的大脑要开始爆炸了，就像是在 Skype 上看到的一张图片僵住不动一样。尽管我知道可以颠倒加水和放巧克力粉的顺序，但是看到这个场景的是我的眼睛，我立刻产生抵触感。我不得不耗费很多精力来恢复平衡，让我的脑袋"稳定下来"。

这类情景让我十分害怕，因为它总是突然出现，我却无法预测；这些发生在我知道什么是自闭症之前。如今我知道了我的大脑是如何运作的，也就能够预测这些情景。

🍁 问题 10

为什么自闭症者喜欢把东西按直线排列？

长久以来，人们注意到自闭症者以极致的方式把许多东西都按直线排列。这些东西可能是小汽车、铅笔、给婴幼儿的字母表、图书、DVD 盒子等。一旦有人想整理这些东西，从中拿走一件或给患者所排列的东西换个位置，这将酿成灾难，没有人知道是怎么回事儿。这种

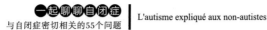

行为对患者有什么作用呢?

把物体按直线排列,这个习惯被理解为一种典型行为,患者的亲人总是在不明白这种行为有何作用的情况下试图制止他。事实上,这种行为是如何产生的,我们再问一次,如此多的自闭症者,无论他们居住在哪里,他们都会有同样的行为,做出同样的举动,而如果这种行为或举动没有确切的作用,这合理吗?

按照我们的看法,这种行为与自闭症结构相关联。它可能是一种信号,即自闭症者通过创造出持续的反应程序而能够面对环境对他提出的挑战。在上一阶段,患者有意识地把一切看成幻灯片,逐渐地,他就过渡到下一阶段,在这个阶段里,所有的幻灯片都重新连接组合,构成一种新的反应程序,这种程序有开局和结束(图2)。由此可以看出,这种理解持续性的运动的能力,在患者那里构成了一种进步。人们竭力想强迫自闭症者停止这种行为,却不知道这么做会对患者造成什么影响。由于还没有研究能够把"可能对自闭症者的发展极为关键的某种行为"与"人们应当制止的有害的患者行为"区分开来，我们目前认为，对小物体进行整齐的排序这种行为是自闭症结构发展中的一个阶段，并且我们努力陪伴着患者，直到他能够进入更高阶段。

神经学典型者大脑的信息处理：
流畅

自闭症者大脑的信息处理：
断断续续

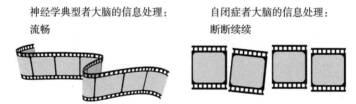

图 2　神经学典型者大脑的信息处理与自闭症者大脑的信息处理

本书作者金·翠的叙述

我们可能是最晚一批拥有 VHS 制式录音带的家庭！许多年后，我们积攒了大约五十盘录音带，瓦尔蒙还小的时候会收听这些录音带。大约两年前，他开始在地上和桌上把这些录音带按直线排列，就像砖块一样，而不是像火车的车厢，因为这些录音带一个紧贴着另一个，按照极为严格的顺序排放。更为甚者，它们与房间里其他东西的距离，不管是与桌子、地毯还是花瓶的距离，

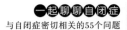

都似乎是计算好了的，大约一厘米。

　　有时，瓦尔蒙会故意而且有意识地用一盘录音带替换另一盘。而先前当我们用扫帚扫地而不得不移动这些录音带时，瓦尔蒙就会很生气，并且脑袋里一团乱。大约一年前起，他可以任意重新摆放这些录音带，并且没有表露出任何不满的情绪。总之，我们家的客厅变成了瓦尔蒙的客厅，它永远是一种"艺术家的摆放"。

🍁 问题 11

为什么自闭症者喜欢盯着风扇或陀螺？

　　人们经常观察到，自闭症者喜欢盯着风扇。他们驻足在风扇前，安静地盯着风扇转头，时间长达好几分钟。

　　自闭症者的大脑处理他能够识别的东西。盯着陀螺和风扇转动有助于自闭症者处理信息，因为这种转动是一种规律性的、稳定的、能够识别的和可预见的运动。这种运动的规律性可以让自闭症者获得很多乐趣。

因此，让孩子盯着转动的物体，这样做并没有什么害处，只不过不要让他持续好几个小时。我们要记住，这种活动符合他的一个发展阶段，为了继续这种发展，他需要帮助。

自闭症者将经历若干发展阶段，而他的信息处理"系统"会变得更加成熟，他面对这种规律性的游刃有余的表现也将转移到更为复杂的任务上，如数学、历法、公共交通的时刻表、物理等。对这些规律性系统的学习也对自闭症者起到了一种安抚效应。

相反地，一切不稳定或不规律的刺激作用，不管是噪声、光线，还是触摸，都会让自闭症者感到强烈的不舒服。例如，一盏荧光灯会产生混杂的光谱，而不是持续的光谱。这种灯产生的斑斓光线持续地被自闭症者处于高连接性的大脑接收，这会导致患者精疲力竭，而他却无法理解为什么。所以，自闭症者必须避免接触这些类型的照明设备。

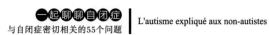
本书作者布里吉特的描述

让自闭症者受到刺激的并不是光线，而是光线的不规律跳动。

自闭症者的日常生活

🍁 **问题 12**

为什么自闭症者觉得理发是一件痛苦的事？

家长经常会说，他们很难给自己的自闭症孩子理发。孩子会拒绝，会强烈地反抗、哭闹，甚至流露出恐慌。家长必须想尽办法来达到目的，而这些方式经常会引起孩子的焦虑。许多家长在孩子睡觉时成功给孩子理发，而其他家长则选择等待。

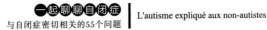
　　我们现在知道，如果没有达到某个特定的发展阶段，自闭症者不知道头发会重新长出来。他可能认为，头发一旦被剪掉就一辈子也长不回来了！并且，他没有时间概念。触碰他的头发，也就是触碰他的"形象"，改变原本对他来说保持稳定的形象。他没办法让这个形象随着时间发生改变，因为这个形象已经凝固在当下的时间里。因此，理发所带来的形象改变是极容易引发自闭症者的焦虑情绪的。

　　即使他知道头发会重新长出来，他也不知道头发会长多长，以及多长时间后需要再剪头发。并且如果头发的长度经常发生变化，这也会令他困惑。他的大脑需要一个稳定的参照物，这样才能理解经验，但他没有这样的参照物。由于"头发会重新长出来"的观念还没有被他接受，"理发"的观念当然更不会被接受。

　　此外，噪声也会"从眼睛里进来"，如果剪刀那不规律的噪声不以合理的方式重复，它同样可能给孩子带来极大的恐惧。

本书作者丽莎的解释

有一天，借助视觉工具，我们成功地给四岁的泽维尔解释了他头发的生长、应当理发以及它们很快会重新长出来的观念。我们给他说明了理发的步骤，于是他平静地接受了理发。几个小时后，当他在自己的房间里玩耍时，他突然停下来，用手摸自己的头顶。我们听到他说："啊！不！它们还没有长出来！"他理解了"理发"的意思。

本书作者金·翠的叙述

为了给瓦尔蒙理发，我们两个人将他固定在一个位置上。每次给他理发都是一场艰难的战争，伴随着瓦尔蒙的尖叫。我们用理发器是为了快速剪完头发，也是为了尽可能地给他剃短一点儿，以便可以迟点儿再给他理发。

现在，瓦尔蒙让我每天晚上都在浴缸里为他理发。我把动剪刀的次数控制在 10 ～ 15 次，但是如果有必要，我完全可以多剪几下。瓦尔蒙自己给我指出那些要

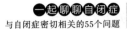
剪掉的发绺，因为他对着镜子梳头发时，自己看着自己，自己识别自己。也有两次，他自己动手剪掉了不听话的头发。

本书作者布里吉特的回忆

我从未换过发型，因为我关于自身的形象是静态的，并且这种形象应当延续下去。时尚不会影响到我：我不理解，为什么人们先是青睐短发，然后是长发，然后又是红发或蓝发！其他人改变发型的时候，我很讨厌这一点，因为我很难认出他们。同样地，我很大的时候才开始光顾理发店。我很难忍受理发店，因为在那里，所有的人都在讲话，有很多噪声、光线和气味，在理发师工作时，他不断地触碰我的脑袋，并且这一切都同时发生！

🍁 问题 13

自闭症者为什么惧怕淋浴？

自闭症者的家长说，他们的孩子惧怕淋浴。家长需要不断地提醒、坚持让孩子去淋浴，尽管这样做会让他们费心费力。

对自闭症者来说，他观察到的一切都是从眼睛中进来的。这同样适用于触碰。每一次触碰都必须经由眼睛来识别，即使是对打在皮肤上的水滴的感觉也是如此。在对运动进行定位或识别的某个特定阶段，大脑变成了机关枪，努力想要击退触碰皮肤的每一滴水。自闭症者对淋浴有恐惧感，或者说"水让人不舒服"。

在另一个阶段，很有可能发生的事情是自闭症者无法推断出淋浴既可以开始也可以结束，因为他没有时间概念。他无法在认知上搞清楚淋浴的顺序、展开过程。并且，如果试图用语言的方式给孩子传达"淋浴持续的时长"观念（比如，人们向孩子反复说了很多次，淋浴不会花很长的时间，可能只要几分钟就可以了），这样的做法可能会把这个活动固定在时间中，让它变成"静止的"，而这会让事情变得更加严重。

同样地，他可能不知道在淋浴的物理空间中（地板、墙壁、天花板）如何安置自己的身体，这就让身体洗浴的步骤变得极为费劲儿。这些不稳定的参照点给了他一种印象，即每一次淋浴都是处于空白之中的。为了清洗身体的一部分，他所做的每个运动都要求他高度集中精神和精力。

由于自闭症者的大脑处于高连接状态，起初，相对于淋浴，选择泡浴通常会更容易一些。否则，对自闭症者来说，自己洗澡会成为一件极容易引发焦虑的活动，也会消耗他很多精力，他能够感受到"每一滴水"打在他皮肤上的效果。他不可能通过处理信息而摆脱这种高连接状态，不可能承受内在的精神高度集中，因为这项操作要求不再有外在的其他水滴来引发同样的操作，而其他水滴仍然在一滴接着一滴地持续打落在他的身上。第一滴水之后跟着是第二滴水，这第二滴水自身也要求一旦与他的皮肤相接触就要被处理掉，为了处理它，需要立即用上眼睛。

本书作者布里吉特的回忆

对自闭症者来说，"淋浴"这个概念是极为复杂的。首先，存在着物理环境：我必须在这个狭窄的空间里挪动，同时还要考虑到这个环境。通常来说，我无法改变浴帘，因为我必须随时用视线盯着我的身体相对于这个环境的位置，一次一看。如果浴帘发生变化，一切都要重新设定！如果我无法对空间进行解码，我的大脑就会拒绝继续做事。

接下来，我必须把落在我皮肤上的每一滴水作为个别材料来处理。开始的时候，我一滴接着一滴地盯着它们。这要求极高。如今，面对水滴，我已经没有问题了。我已经到了这样一种地步，不再一滴水接着一滴水地来感受，因为我的系统更加实用了，我学会了抽象，学会了在淋浴中挪动身体，学会了规划自己洗浴。

因此，我不只是需要在视觉上规划我在淋浴空间里的移动，我也应当控制好水滴的不稳定到达，规划好自己的洗浴，正确计算洗脸毛巾的移动、肥皂的效果和冲

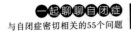

洗。重要的是这些行为的顺序，每个行为都应当"有意识地"考虑到。

这也是为什么淋浴对我们而言是如此复杂的原因。但是只要坚强、有耐心，我们最终也能做到！

🍁 问题 14

为什么自闭症孩子七岁了却还穿着纸尿裤？

与处于同一发展阶段的非自闭症孩子相比，自闭症使得一些孩子无法充分理解大小便的清洁或自理。

关于如厕的两种不同的知识都应当学会，一种是小便，一种是大便。只要人们没有向自闭症者传授有关这种活动的常识，他就不可能自己实行它、执行它。由于对事物的理解都是从进入眼睛开始的，所以孩子必须"看到"人们努力向他传授的东西是什么。

如果自闭症孩子没有与如厕相关的其他障碍，他就没有理由因为自闭症而变得不讲卫生。相反，有可能发生的情况是，这种大小便自理的习得可能会比非自闭症孩子要迟一点儿。

在非自闭症孩子那里使用的策略，比如，加速剂（奖励）、对同龄小伙伴的模仿、口头上的命令、取悦大人的愿望等，一般很少在自闭症孩子那里起作用。把这种学习与竞争结合起来的做法也行不通。自闭症孩子必须要达到稍微成熟一点儿的程度，对自己的身体在空间中有了意识，然后才能在视觉上把握被要求做到的事情的意义。自闭症孩子可能需要你们的帮助来从事这项学习。你们可以拿出纸和笔来给他解释。一旦他开始把注意力放在如厕上，你们就不要再讲话了。

◆ 问题 15

为什么自闭症者对食物那么挑剔？

传言："啊，他是自闭症者，他不吃饭很正常。自闭症者对食物的要求很高。"

　　这种说法是错误的。对自闭症者来说，进食是极其复杂的。关键是一个概念性的问题，而不是感觉性的问题，这个问题是由他大脑的静无波澜导致的，由固定不变的印象导致的。自闭症结构对这项活动的影响是巨大的，并且在很多方面都有影响。有可能是在自闭症者的某个发展阶段，他没有意识到自己饿了，并且，他用来理解他需要吃东西的参照物都是外在的、处于环境之中的。例如，自闭症者可能只想用他的蓝色餐盘吃饭，如果不是这样的话，就不是在吃饭。他可能只想吃妈妈做的意大利面，因为姥姥做的并不完全一样，即使都是按照相同的食谱做的。他可能只想用他的黄色水杯喝水，如果不是的话他就不喝了。如果食物的温度不是平常吃的温度，他就不可能吃。他可能只想吃某份由五种食材做的饭食，并且不会因为只吃这个就觉得厌烦。

　　如果自闭症者周围的人都没有意识到这些，如果参照物完全是外在的、在环境中的，那么吃饭就变得让他们极其难以忍受。

从不同方面来看，进食的无意义会对自闭症者造成很多问题，尤其是食物的质地和形态的无意义。在发展的某个特定阶段，自闭症者可能无法发现食物的含义。他可能都不知道人们在他习惯用的餐盘中放的东西是食物，而这只是因为这个东西变换了形态。对自闭症者来说，以小圆形薄片的形态出现的胡萝卜和以小棍状的形态出现的胡萝卜并不是同一种东西。形象完全不同，内在的参照物也是如此。

为了能够吃饭，自闭症者可能也在忙于调整自己的大脑，他的精力都投入到这件事情上了。人们围着他，与他互动，这样做可能会妨碍他把注意力集中在吃饭上。如此一来，许多自闭症者拒绝吃饭或拒绝与他人一起坐在餐桌边。再激进一点的自闭症者可能会跟人说"住嘴"，因为他正在吃饭。

由于没有察觉到饿（自闭症者从来不会想到吃），由于缺少"陪同吃饭的合群"观念，有一些自闭症者可能无法理解为什么人们要坐着吃饭，也无法理解人们为什

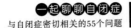

么必须咀嚼端上来的食物。对于他们中的很多人来说，吃饭并不是一项社会活动，而是为了维持健康而进食的强制性任务。为了能够吃饭，自闭症者可能也在忙于调整自己的大脑，他的精力都投入在这件事情上了。

如果说自闭症者必须通过视觉来理解信息的意义，那么没有什么办法能让他明白，吃完甜点之后，人们才可以离开餐桌。由于餐盘里的食物从来都不是相同的，数量也在发生变化，很难计算出人们要花多少时间才能起身离开餐桌。所以，为了理解所发展的事情的意义，有一些自闭症者总是要吃同样的食物，另一些人则总是要吃相同颜色的食物，其他人可能还会要求数量完全一样的食物，等等。

更可取的是减少环境要素的数量（电视、音乐、噪声等），对正在吃饭的自闭症者来说，这些要素只会成为无效刺激的来源。对他来说，安静才是最受欢迎的。同一时间进行多项大的学习任务，这样做是没有用的。必须知道自闭症者的优先选择项。

只要认知组织化的工作没有实现，不惜代价地坚持让一位自闭症者吃完给他的食物是没有用的。为了生命的延续，自闭症者首先需要吃饭。但要做的事情并不是像人们长久以来相信的那样是感觉上的工作，而是观念上的工作。

本书作者金·翠的叙述

我儿子只吃牛角面包松软的部位。有一天，我母亲把一块牛角面包翻过去，想要把硬馅儿皮藏到面包芯里面。结果瓦尔蒙一口也没浪费，把整个面包都吃掉了。我们由此推断，困扰他的是视觉，而不是质地。瓦尔蒙把汉堡包的夹心与它的面包分开来吃，把鸡肉与米饭分开来吃，把香肠与面条分开来吃……还有一次，为了哄瓦尔蒙吃肉，我母亲把肉塞到饭团或面包里。瓦尔蒙却一下子把它们全吐出来了，这让我们认为，他所拒绝的东西可能是把味道混在一起，也可能是质地。由于瓦尔蒙不说话，为了试着推断出哪些东西令他不舒服，哪些令他满意，哪些令他生气，哪些令他讨厌，哪些令他放

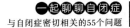
松……我们不得不极为小心。如今，如果我们按照瓦尔蒙的节奏，一次只给他再加一种食物成分，他就可以自己来拿主意，他把桌子上他想要同盘而食的东西都混在一起。现在我们可以问他是更喜欢面条，还是土豆，或是土豆洋葱蛋饼……

然而，他还是常常令我们不解。我们永远也不知道他为什么突然就开始排斥番茄酱，他在五岁前可是每顿饭都要加这种东西的。突然有一天早晨，他开始拒绝番茄酱，讨厌我们佐料筐里所有的番茄酱瓶子。我那不久前去世的公公对此应该感到高兴，因为他认为这种调味品改变了食物本身的味道。可能瓦尔蒙过去一直把番茄酱掺进食物里是为了统一味道。

本书作者布里吉特的回忆

进食和食物对我来说一直都很艰难。过去很多年，我都是边吃饭边看图画或阅读的，因为我不能看到我周围的人。在吃饭的时候，我必须避免暴露在视觉刺激前，这样才能把注意力集中在吃饭这件事情上。同样，听周围的人说话也会干扰我。

并且，我对食物的质地很敏感。如果食物被加热了，它就不再是同样的了。如果食谱里的某种成分被替换掉了，它也不再是同样的了。我吃的一切东西都必须是我已经知道的和能够识别出来的。在过去很多年，这是一个很严重的问题。我只能吃几种食物。而对于其他食物，我得用番茄酱蘸着才能吃！

我吃的不同食物在餐盘里不能彼此接触，否则它们就丧失了各自的视觉一致性，我也就不再能识别我所看到的图像。同样的情况也发生在我的牛奶杯上：如果装的牛奶数量不一样，它就不再是牛奶杯。

吃饭总是很复杂的事情。如今我已经可以在吃的食物种类上多一点改变，但我仍然对质地和数量发生变化的食物，存在抵触心理。

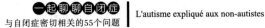

🍁 问题 16

为什么自闭症者好像不会痛？

传言："自闭症者对疼痛没有感觉。"

自闭症孩子的家长对我们提过很多次：他们的孩子从楼梯上摔下来骨折了，也不会表现出疼痛。但是如果他的一根手指上被弄出一个小伤口，那对他来说就是不得了的大事了！

为什么会这样呢？因为对自闭症者来说，信息都是从眼睛进入的。自闭症者"看到了"伤口，伤口在外面，改变了他皮肤的样子，但是他"看不到"骨折，骨折在他体内，因此他的大脑无法理解这条信息，也无法把它带到前台。

伤口改变了身体的形象，这对自闭症者来说就足以让他重新开始怀疑他先前所拥有的关于身体的精神图像。

这个手指受伤的孩子无法再正常运转，他被他的"新"手指困扰，被这种新的形象困扰，以致他不得不从他的身体出发，建构这种新形象。他之所以哭泣，不是因为伤口带来的疼痛，而是因为他对刚刚发生的改变产生了恐惧。他也不知道他的皮肤是否会永久地受到损伤。由于他没有时间观念，他不可能在时间中改变他的形象，以便把改变之后的版本记录下来。

然而，尽管对信息的处理无法让他意识到疼痛，但受伤的身体仍然会对他不利。不应当忽略自闭症者的身体健康，因为他的身体仍然会进行躯体化的工作（这种躯体化会把身体上的不舒服转化为身体上的疼痛），他的身体仍然会引发某种不舒服，自闭症者会觉得这种不舒服像是来自远处，就像来自深处的噪声。如果自闭症者经历了大腿骨折，人们看到他一瘸一拐的，他可能很容易动怒，但是却无法清楚地知道这是为什么。在自闭症者的这个发展阶段，即使他可以使用语言，也无法用语言表达出他的疼痛。

只要关于自闭症结构的工作没有取得突破性进展，自闭症者就仍像是对疼痛"无感"的人。

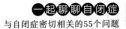
本书作者布里吉特的回忆

我经历了一些令人不安的事情，因为我对疼痛不敏感。有一天，当我在办公室的时候，从中午一点起，我肚子痛了大约一个小时。然后，一切恢复正常。我结束了一天的工作，开了一个小时的车回到家。晚上，我想吃饭的时候，疼痛感又来了，一位朋友建议我去看医生。第二天早晨，我做了紧急手术。醒来后，我被告知切除了阑尾、一个卵巢和子宫。我之前患有子宫内膜异位症，这是很严重的卵巢囊肿爆裂，那个时候我已经得过一次盲肠炎。我的体内充满毒素，外科医生必须将它们全部清除掉。而我除了肚子每次会疼痛 30 ～ 60 分钟外，没有发现任何迹象，肚子的疼痛也不会让我感到恐慌。

🍁 问题 17

自闭症者不会感觉到寒冷吗？

当自闭症者在冬天走到户外时，即使没有穿外套或戴帽子，他也不会感到寒冷。经常与自闭症者打交道的人通常会说，他们很难说服自闭症者冬天在户外穿厚衣服，自闭症者也从来不会表明自己觉得冷，自然而然地，负责照看自闭症者的人就会跟其他人说，自闭症者不会有问题。所以不管年龄多大，自闭症者都可能在无察觉的情况下被冻伤。

这到底是为什么呢？因为寒冷是看不见的！为了获得某种感觉，自闭症者必须在视觉上发现它，用眼睛看到它，拿它来与一种已知的标识物做对比（"天热"相对于"天冷"）。如果不能靠眼睛来发现这一切，那么身体就感觉不到。

自闭症者无法像神经学典型者那样，自主地对寒冷的感觉做出回应，因为他们的大脑无法根据过去的经验对这种感觉做出解释，也无法对此发出补救的指令。他们感觉到了寒冷，却总是不知道如何处理这个信息，因为他们同时也被其他的意识知觉包围，他们的身体试图对这些知觉做出回应。他们无法根据他们还未理解的反

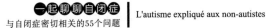

应流程自我解困，即使他们已经理解了这些反应流程，他们也不会总是参考它们，因为他们的精力都被知觉调动过去了。只有以后当他们对不同的刺激产生了反应流程时，当他们能够对寒冷进行概念化的时候，他们才能够理解温度，并对此做出及时恰当的反应。

但这并不是说没有必要告诉自闭症者要加衣服！不要忘记，身体必然会对所处的环境做出反应，因此，自闭症者也会真实地感觉到寒冷。如果认知组织化的工作没有完成，自闭症者需要被人引导。

本书作者金·翠的叙述

瓦尔蒙很小的时候拒绝穿羽绒服。有一年冬天，我们让他没穿羽绒服出门待了一会儿，想让他感觉到寒冷。遗憾的是，我们很快就明白，瓦尔蒙没法把寒冷和羽绒服的作用联系起来。在长达数年的时间里，我们必须追在他后面，才能给他穿上厚外套。否则，他会在零下20摄氏度的时候穿着T恤出门，而没有意识到自己的身体打着寒战的反应。自从他成功地把寒冷所带来的不适与解决这种不适的方式联系起来后，他就开始自觉地在冬天穿厚衣服出门了，不只是穿厚外套，有时也会戴小暖帽和手套。并且，如果他回家的时候脚凉了，他就会把脚放在我的腿上，把手放在我的脖子上。他也能开始表达那种不明显的疼痛了，比如，他的脚磕到了桌角，他会指着脚对我说"痛"，本能地叫一声"哎呀"，请我去看那只脚的时候会说"擦药"。

本书作者布里吉特的回忆

过去，我完全感觉不到外界的寒冷，也感觉不到炎热。我在沸腾的水里泡澡。我被烫得浑身通红，就像龙虾一样！由于我要在浴缸里读几个小时的书，一旦水温发生变化，我就会加热水。我可以在35摄氏度的天气穿着羊毛衫散步，或者在零下30摄氏度的时候穿着短袖散步！

决定我着装的不是外在的温度，而是我的大脑，我内在的自闭症结构。

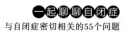

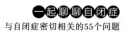 **问题 18**

为什么自闭症者喜欢穿带帽子的羊毛衫?

看到自闭症者穿着带帽子的羊毛衫，一点儿也不用觉得稀奇。根据我们的推测，由于大脑连接的特殊性，自闭症者会在时空运动方面有困难。他们随时都要妥善地识别自己身体的轮廓，这样对无法持续工作的神经系统会有所帮助。这种特征经常被人误认为是某种本体感觉上的障碍，但是后者并不符合自闭症所产生的实际问题。

自闭症者通常会通过穿这类连帽衫来自我帮助，穿这种衣服是为了自我创造出一种统一的尺度，这种尺度与身体的轮廓相一致，会给自己一种持续而规则的形象。他们这么做是为了让大脑能够运作。

当你看到一个人穿着这样的衣服时，告诉自己，这并不是什么心血来潮，而是这个人需要某种稳定的标识物。如果你不给他提供必要的帮助，以便让他找到标识物，那么就不要要求他脱下这种衣服。

自闭症者也经常会戴着鸭舌帽、束发带、耳机套环，总之，这是某种保护性的举动，会帮他们维持稳定性。大脑的某个特殊区域，似乎是某种基于自闭症结构运作的机制所在。当这种机制不再稳定了，人们就会注意到，自闭症者会自己拍着头来试图停止内在所感受到的身体影响。

如果你要求一个自闭症者取下他戴在头上的东西时，你一定得慎重。

本书作者布里吉特的描述

自闭症者创造了人们可以称之为生存技巧的这些东西！比如，我们会穿着那些很长或者宽大的衣服，为的是不让人在我们看不到的情况下触摸我们。这样穿的话，如果有额外的信息要处理，这种信息就会增加到持续性的标识进程中去，可能会干扰后者。

如果有人触摸了我，我的大脑必须感知到这种触碰，在视觉上记录它，否则，大脑就无法在我所感受的东西

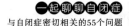

与我所看见的东西之间建立关联。我就有可能在几个小时内被这种触摸的"印记"所困扰，而与此同时，我的整个大脑都被调动起来，试图对这次触碰进行分析。这极其令人讨厌。

如果自闭症者很不喜欢别人摸他的头，这也是基于上述这个原因。那里是他的中央控制台，其内部正在手动处理一切。穿着一件连帽衫，可以保证自闭症者获得一种稳定的尺度。戴着鸭舌帽、束发带，可以让他更好地处理事情。

问题 19

自闭症者为什么对穿衣服那么挑剔呢？

自闭症孩子的家长常常问我们，为什么他们的孩子总是想穿同样的衣服呢？比方说，他排斥穿牛仔裤，并且很难让他换上新衣服。在孩子睡觉的时候，家长必须把他那件橘色的羊毛衫洗干净，因为等他醒来的时候，他只想穿这件衣服。不可能跟他商量让他穿别的衣服！

自闭症者的大脑一次只能处理一条信息，他很难同时处理很多材料或颜色。神经学典型者是没办法按照惯常的标准来选择衣服的，而自闭症者是不考虑潮流的。自闭症者选择的衣服是为了自我帮助，进行自我运作，他选择的都是那些给自己带来最少信息流的衣服，以便在认知层面上能够胜任处理。这纯粹是一种求生存的举动。

再者，对某些自闭症者来说，有一些衣服直接与特定的活动或情境相关联。为了处理信息，自闭症者的大脑很擅长联想，但是却组织或综合得不够好（图3）。自闭症者可能穿着某条裤子去上学，回到家就把它脱掉，因为对他来说，不可能穿着它去他认为是其他场合的地方，或是做其他事情。一旦建立起学校和衣服之间的关联，有时就很难甚至是不可能让他改变这种联系。他需要帮助来进行其他方式的关联。

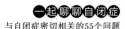
神经学典型者的想法：互动或综合。　　自闭症者的想法：联想。
大脑是动态的，它总是"在变"。　　　　大脑是静态的，它在联系或组合。

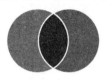 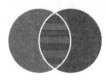

图3　神经学典型者的想法（互动性或综合性的）和自闭症者的想法（联想性的）

　　自闭症者回应的是他们内在的需求，手动大脑的需求。这不是什么任性挑剔。人们需要对他们有耐心；在进行认知组织化的时候，自闭症者可能做出多样化的选择。

本书作者布里吉特的回忆

　　在我开始解码所处的环境时，我必须穿着一种特殊的连衫裙（上、下衣相连的服装），它能裹住我整个身体。这种衣服上下几乎是同样的：它能够用同一种材料装下我整个身体，它让我只需要标记一种材料，不用考虑上下搭配就出门。我的大脑不想处理那种由两种不同的布、不同的材料做的衣服，因为这样的衣服可能具有太多的变量。我这样穿衣服，就可以按照场合正确地着装，尤其是为了工作。

因为我成功地标记了我身上从上到下所穿的衣服的材料，它完全是同一种质地，我就可能在身体运动的时候，在我脑袋里呈现出关于这种材料的图像。再晚一点儿，我就可以在视觉上解码我自己的衣服了。但是，我只能穿同一种颜色的衣服，因为我很难让我的大脑标记多种颜色。于是，我在许多年里从头到脚只穿蓝色的衣物。我最近才开始能够根据我的身体和在空间中的运动，把衣服的质地、材料与图像联系起来。

同一种颜色的衣服使我能够更容易运动，否则，我的眼睛就必须不停地盯着我的衣服。如果我的大脑要处理的只有一种视觉要素，那么它就更容易接受做其他事情。

我从2000年年初开始巡回会议，也就不得不在不同酒店的房间里睡觉。我不得不在行李箱里装一件很长的带帽子的睡衣，以便晚上穿着睡觉的时候不用去对新的

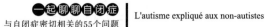

床、床单、枕头还有它们的颜色等不停地进行解码。总
是穿着同一件宽大的睡衣，可以使我免去让人疲惫不堪
的许多标记任务，这样我就可以成功入睡了。我用十分
简单的办法解决了这个问题！

🍂 **问题 20**

为什么自闭症者早晨要花那么长的时间来开
始新的一天呢？

有人经常会拿自闭症者早晨花太多时间准备上学或
上班来说事儿。即使自闭症者知道时间很匆忙，他的时
间也总是不够用。作为旁人，我们对此可能会产生一种
印象，即他在等待着开始的信号才能开始他的准备活动。

早晨的时候，由于要有意识地做很多繁杂的事情，
许多自闭症者的大脑启动得都很慢。对那些不那么需要
自己决定一件又一件事儿的自闭症者而言，这种现象尤
其明显。由于他们不再只是处于联想阶段，这个阶段是

极其迅速的，但需要很"用心"地去联想，所以他们不得不努力地手动启动认知机制。这样做会很慢，并且需要非常努力才行。

因此，早晨需要提前预留出充分的时间，让自闭症者能够很好地开启他的一天。一味地催促他加速是没有用的，这样做只会让他平添焦虑。或许当他的认知开始组织化运作时，他就可以开始更顺利地处理信息，这样的话，他就可以在早晨开始的时候加速做那些常规活动。

对自闭症者来说，其自闭症结构的管理是很复杂的。随着他们按部就班地做事，他们必须把这些意识到了的步骤弄得有条有理才肯罢休。举个例子，一位年轻的自闭症女性给我们列了一下她早晨起来要做的不同事情的步骤：掀开自己的被子，下床，走向衣橱，从里面取出衣服，关掉夜灯，走向窗户，拉好窗帘，绕过床，走向卧室房门，出卧室……

对非自闭症者来说，清晨的常规安排进行得要快很多，因为很多步骤已经变成自主性的事情了，不像自闭

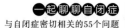

症者那样，需要有意识地付出很多精力来做。

本书作者布里吉特的回忆

曾经有很多年，我都是早晨 5 点起床，为的是能够在 7 点的时候正常运作起来。这样做可以让我顺利开始一整天的生活。否则的话，对我来说，早晨的常规安排实在是太紧凑了：清醒的时候，我的大脑大概要花两个小时才能启动，与环境同步。由于很难让这种启动更快一点儿，我只能决定少睡一会儿，这样，早晨就不会觉得时间不够用了。

问题 21

为什么睡觉休息对自闭症者来说是如此复杂呢？

为什么他不睡或是睡得很少呢？即使他晚上顺利入睡了，但是一旦他半夜醒了，就不再重新入睡了，他甚至准备好了要开始新的一天，这些是怎么回事儿呢？如果家长晚上想安稳地睡觉，就必须陪着孩子睡，这又是怎么回事儿呢？

睡眠障碍也经常与自闭症紧密相关，并且似乎是由自闭症引发的。很多因素都可能导致自闭症者睡眠缺乏：无法发现是否疲劳或是否需要睡觉，自闭症者可能很快就入睡了，但这只是因为他的身体早已疲惫不堪。身体做出了反应，但是大脑却没有收到信息。因此，自闭症者可能无法意识到他已经疲惫了，需要休息了。他需要的是晚上有固定的常规安排。如果白天有太多的场景在他脑袋里还没有被分类放好，这同样可能会导致睡眠问题。到了晚上，需要避免对自闭症者讲述对他来说过于复杂的故事，这样的话，可以让他少处理一些场景分类的任务。否则，他有可能会花一晚上来分类！如果有人给他讲故事，这种故事必须是短小的，最好配有视觉上的解说。也可以简单一点儿，比如，陪着他把白天的生活用绘画画出来。

缺乏时间观念也是重要的原因。经常半夜醒来的自

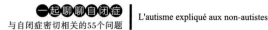
闭症者，可能无法推测出夜晚尚未结束。只要他的眼睛睁开了，不管几点，他都准备好了要起床玩耍。因此，放置一些外在的视觉性的标识物来指示夜晚的开始和结束，这样做很重要。

在自闭症者睡觉期间，其房间的布置应当保持原样，这样的话，他醒来的时候就不需要重新对房间进行解码。有时，孩子睡着的时候，家长会移动房间的物件，比如，把干净的衣物放在方便拿取的位置；这种做法会改变房间的布置，可能会在孩子醒来的时候给他带来困扰。

另外，把床贴着墙壁放置，这样可以有效地帮助自闭症者睡觉。若有可能，趁孩子在场的情况下，请把床沿着墙壁安放，这样可以让他在入睡前更好地标识床的位置。

本书作者丽莎的解释

如果缺少时间观念，人们可能无法理解"白天"和"夜晚"的概念。对自闭症者来说，一切都在真实的时间中发生。如果无法察觉到疲劳，如果缺少了时间的观念，就很难赋予白天和夜晚不同的意义，也很难理解必须睡觉这种安排。如果大脑无法处理抽象事物，它就无法理解睡觉所带来的独处，所带来的他人的不在场（"我睡觉的时候，他人在哪里呢？"）等情形。自闭症者在黑暗中醒来，他不知道自己什么时候才能从黑暗中挣脱！因此，给他一些标识物，给他一些他能够理解的解释，这样做很重要，比如，安放一盏小夜灯。

必须尊重自闭症者的内在运作情况，要让他在一天中规律性地休息几次。因为他持续地在接受新信息，他远比非自闭症者更容易疲惫。人们不应当等到他精疲力竭的时候才安排他休息，也不要等到他跟我们说疲惫的时候，因为他只能察觉到最极端的疲惫。休息的顺序要结构清楚，既要有开始，也要有结束，不包含任何刺激，包括计算机设备在内的都不可以。

本书作者布里吉特的回忆

我曾经依靠外在的参照物而活着。我之所以躺下，是因为已经 22 点 30 分了。我度过无数次无眠之夜，因

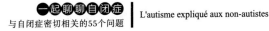

为我没有任何睡意。我感觉不到自己的疲惫。从我还很小的时候起，我就喜欢在夜晚阅读，因为我发现，躺着什么事情也不做，完全是浪费时间！我本来可以做很多事情！我知道，我之所以在晚上躺下，只是因为夜晚来临了。

尽管是成年人了，我也一直不明白我在床上所做的事情，眼睛睁着，试图睡觉。我所知道的事情是，在工作了 40 小时零 1 秒钟之后，我会疲劳，因为我的心理医生告诉我，在工作了 40 多个小时之后，闹钟一响，我就累了！并且当我察觉到疲惫的时候，疲惫的程度已经很严重了，以致我几乎失去知觉！

第五章

自闭症者的学习

 问题 22

自闭症者需要常规活动的安排吗？

传言："自闭症者需要常规活动的安排。"

我们到处可以听到这样的说法，人们总是需要以相同的顺序给自闭症者重复同样的行为，否则，人们就要面对困境。比如，如果去奶奶家，必须总是走同样的路，否则自闭症者就会失去定位。

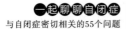

必须从某个特定的角度来看待对固定的常规活动的"需求"。自闭症者的大脑是根据看到了什么，因此是根据外部或环境来组织联想性的联系形成，而不是按照内心或是其想法来主导。寻找一条固定的路，这有助于他们在不断进入的信息流中导入一个静态而稳定的要素。我们还记得，自闭症大脑只能处理它所意识到的东西。

所以，自闭症者需要某些常规活动的安排。但人们在某些自闭症者那里观察到的强迫症一般地寻找某些常规活动的安排，这种举动是与信息处理相关的，这不是有意识的举动，它不是僵硬或死板的。

在类似于概念性的萨加德语言这样的工具的帮助下，自闭症者可以开始更顺利地处理进入的信息，如此就可以避免创立与信息处理相关联的错误的常规活动安排。只要不是过分的，自闭症者要求的常规活动的安排，和全世界的人都一样。

本书作者布里吉特的回忆

带着太多的外部标识物的生活一点儿都不简单：时

间观念极其不同。我的常规活动的安排包括在固定的时间吃饭，极其精准地在中午 12 点吃午饭。如果时间是在 11 点 57 分提示，这简直是灾难，我就会开始惶惶不安：如果我回应这个提示，如果提示持续的时间超过了 3 分钟，我就无法再吃饭了！

◆ 问题 23

为什么自闭症者总反复看同一部电影呢？

无论年龄多大，自闭症者总是重复数十次地观看同样的电影，在网上看同样的视频，这是怎么回事儿呢？

自闭症者和所有的人类存在一样，都是社会性的存在；他们不断地在寻找意义，寻找社会互动的意义。不严重的自闭症者观看同一部电影很多次，是为了重新观看那些可以作为分析和理解目标的社会场景。由于人们无法在日常生活中拦着别人，追问他们有关其行为的话题（不存在电子遥控可以让人停下来），因此对自闭症

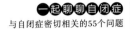

者来说，更为简单的方法就是借助电影的放映来寻找社会意义，因为他可以控制对电影声音的聆听和暂停与播放。

在较为严重的自闭症者那里，重复观看同样的电影，这与大脑需要处理已知的和连续的运动有关联。有些人甚至从电影片头字幕开始看起，因为这种字幕类似于阅读的时候自上朝下的书页，类似于垂直方向，这种做法对感知性的大脑来说要更容易一些。这与自闭症的某个发展阶段有关。

自闭症者在理解一部电影的全部意义之前，必须要观看很多遍。在电影能让他产生某种情感之前，他必须要详尽地对所有的剧情波折进行分析。因此，他才能一次一帧地记住这部电影的所有图像，这个过程可能会极其漫长。

必须要耐心一点儿，允许自闭症者重复观看同一部电影，无论他想看多少次。自闭症者为了能够进行到下一步，他将采取一切能够采取的措施。他很聪明，所以才会寻找电影的意义。

本书作者布里吉特的回忆

我一生中看过大量的电影。由于我不能让人们重复他们刚刚所说的话或所做的事，以便让我理解它们的意义，所以能够帮助我的就只有电影了。我晚上回到家，选好一部电影，这部电影中有一个场景可以帮助我。于是，我就可以慢慢地分析，试着理解究竟发生了什么。由于我记住了这些电影的场景，所以可以飞快地选取我需要的那一幕！

在"社交上盲目而不知所措"，意味着无法当场理解社会交换；这项工作非常复杂。如果有四个人围着我谈话，我的感觉就像是用看不见的圆薄片在打曲棍球：我看不到别人从哪里发球，但我能看到接球的人经过了圆薄片！

🍁 **问题 24**

自闭症者需要视觉上的帮助吗?

人们经常说,自闭症者不需要视觉上的帮助(比如,象形符号、字词或小的文本说明),因为他能够说话,他很聪明,如果我们跟他讲话,他能够理解我们。

有效地利用视觉方式,有助于完整地展开认知。事实上,自闭症者的大脑就像是聋哑人或盲人的那样在运作:能够起补充作用的就是视觉了。

这种视觉补偿功能既与语言没有任何关系,也与智力没有任何关系。大部分自闭症者都能够讲话。说自闭症者不说话,就像在说聋哑人是哑巴一样。聋哑人的语言能力开始得晚是由耳聋造成的;而自闭症者的语言能力开始得晚是由其自闭症的大脑结构造成的。如果没有相关联的障碍,当自闭症者到达他相应的发展阶段时,他就会开始说话。

在面对一位自闭症者时,无论他多少岁,请不要犹豫，给他展示视觉说明。否则，就像是在一位听觉有障碍的人面前不用手语一样。

视觉构成交流的一部分。如果人们去一个他不懂其语言的国家旅游，他的第一反应就是借助图像或手势，或是拿出纸和笔以便能让别人理解自己，或是试着让他的对话者用画画的方式来给自己传达意义。人们会说，这个人试图借助视觉来交流，他很机智和独立，而人们也知道了，他能够用语言进行自我表达！

所以，使用视觉媒介来帮助交流，这一点很重要，因为它可以帮助组织想法，从长期来看，也可以帮助整合信息。不管多大的范围，自闭症者都是靠图像来理解和思考的（坦普·葛兰汀）。视觉媒介给事物以意义，尤其是针对那些不可见的、抽象的事情。我们还记得，如果一个人焦虑的话，视觉血管是唯一还在运作的。自闭症者的好陪伴应当是总在手边的笔和纸。

🍁 问题 25

所有的自闭症者都需要图画符号吗？

传言："所有的自闭症者都需要图画符号。"

有人相信，必须给自闭症者指出许多图画符号。这是错误的。其他人则持有相反的看法，给自闭症者提供这些图画符号不会起什么大作用，这种做法可能会对他们有害，让他们变得幼稚，或者妨碍他们开口说话。不管怎么样，当人们跟自闭症者说话时，后者很顺从，那么还引入图画符号是为了什么呢？

如果图画符号用得好，它们可能会在一段时间里起作用，然后就被放弃了。这是一个把视觉概念化的过程，它很重要，但是在自闭症者那里，它似乎并不是独自发挥作用的。这里涉及的是一个与说话能力没有多大关系的发展阶段。

对使用图画符号的理解存在一个错误。图画符号应当是以视觉的方式来帮助自闭症者理解概念，其目标是把自闭症者引向语言。关于自闭症者对视觉工具的实际作用，很多人都很难理解，因为这些人把他们的分析建立在神经学典型运作情况的基础上，而不是基于自闭症本身的运作情况。

所有的自闭症者都需要概念性的视觉，但这种视觉并不一定是图画符号。概念性的视觉工具如果被很好地使用，必须把自闭症者引向概念化、抽象和理解。

如果自闭症者当着你的面把图画符号推进到了图像，这就说明他们已经在其发展阶段上走得更远了。他们已经超越了这个阶段。然而，这并不是说他们不再需要概念性的视觉了。

萨加德语言（LSC）

尽管通过与环境进行交换，图画符号可以用来支持概念化，但是它们并不构成一种完整的工具，因为它们是静态的，它们必须配合其他概念性的工具。因此，我们发明了概念性的萨加德语言（LSC），这是一种图表代码，它能够改善自闭症者的生活品质，它的功能超过了

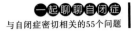

图画符号的功能。

　　LSC 是一种过渡性工具，它让自闭症者能够进入"自主的语言模式"，即语言。它可以通过暂时缓解自闭症者大脑启动的困难，从而帮助建构其认知的组织化，给他打开抽象领域的入口，减少了信息处理的等待时间，信息的处理可以让他实时进入自我。这个工具可以让大脑变得灵活，可以大量减少各种程序、语言模仿和刻板的行为；这样做，也可以帮助自闭症者过渡到下一个发展阶段。

　　LSC 是由一位自闭症者发明的，它遵循自闭症者的发展阶段。对自闭症者来说，它是一种比较自然的语言，它对认知结构本身有影响。我们认为，专门为自闭症者设立的语言，必须适应所有的自闭症者，而不应当只针对某一类患病程度的人，这样做是为了让所有的自闭症者都能够打开真正的交流通道。

　　LSC 适用于一切患病程度的自闭症者，不管是严重的只有两岁的儿童自闭症者，或深度的成年自闭症者，或

4 岁的阿斯伯格综合征患者，或 30 岁的阿斯伯格综合征工程师患者。

❦ 问题 26

自闭症谱系障碍和智力缺陷的区别是什么？

传言："自闭症是一种智力缺陷。"

长久以来，由于缺少信息和缺少知识，人们把自闭症与智力缺陷混为一谈。甚至有那么几年，某些数据显示，75% 的自闭症者同时也有智力缺陷。如今，这个数据降到了 25%，某些研究提及的比例甚至更低。

由于这些错误数据的存在，直到今天，许多治疗手段的选择仍然是依赖这样的论断做出来的，即自闭症者一贯地具有智力上的缺陷，这就把方向带偏了。另外，许多针对自闭症的服务也是基于现行的智力缺陷服务而得以实施的。这是一个严重的错误。

必须指出的是，自闭症者具有一种不同的认知结构；如果我们从智力缺陷的特征来观察自闭症，它就变成了伴生性障碍。因此，针对自闭症的服务必须予以调整，以便适应自闭症的实际认知结构。人们很容易陷入仅提供维护性服务的陷阱，而不是提供那些能够尊重正在发展着的特殊认知结构的服务。如果涉及用来评估智力缺陷所使用的标准，同样需要谨慎待之。自闭症者作为"社会性的失明者"，并不意味着他们同时也有智力上的缺陷。

有一天，在一次检查中，一位治疗人员给我们展示了一位病人的档案：这是一位14岁的男孩，他患有中度智力缺陷，他酷爱数学，最喜欢的电视节目是《发现》，这是一档科学节目，每周日晚上播放。一个人如何能够既表现出对科学的浓厚兴趣，却又患有中度智力缺陷呢？如果人们不了解自闭症，人们就会错误地对自闭症者加以评说。

请做个观察者吧！自闭症者作为一种人类存在，他不可能同时还兼有智力上的缺陷！

　　自闭症者的认知结构不同于神经学典型者的结构。在得出"自闭症者在智力发展上受到限制"的结论前，必须花时间来探索这种认知结构。同样地，在谈论智力发展的限制时，也必须慎重。一位自闭症者，只要他那高连接性的大脑为了处理不断进入的信息增量而需要消耗很多能量，他就会濒临精疲力竭，就像其他所有人一样。在治疗介入时，危险在于不给自闭症者留足时间，让他充分发展其潜力。

🍁 问题 27

　　自闭症者为什么总问相同的问题？

　　在发展的某个阶段，自闭症者可能会反复问相同的问题。比如，自闭症者可能会在一天中问你很多遍："我们什么时候去电影院？"然后持续好几天。

　　作为成年人的你，如果以下面的方式回答他的话，可能回答几百次都是徒劳："我们周六去""我们四天之

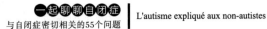
后去""你知道的，像往常一样去"等，他的提问将不会停止。更不可思议的是，如果人们问自闭症者同样的问题，他自己也会给出完全一模一样的回答！那么，为什么他会不停地追问同样的问题呢？

对视觉性的大脑来说，语言上的回答不是回答，这种回答是没有意义的，只是些许声音，它们尚未成为作为概念的承载者的词语。更为甚者，这种无意义会产生焦虑。

当自闭症者反复追问同样的问题时，可能是因为他觉得困惑，他无法理解答案，即使他很聪明，即使他试着弄明白答案的意思。这也可能意味着，为了让声音成为承载意义的词语，必须针对其认知结构来做工作。

必须用视觉性的方式回答问题，如有必要，请确定信息的时间。"什么时候？""在睡醒以后。"请拿出纸和笔，这很重要！请尽可能使用相同的词汇。

请不要忘记，作为回答，所给出的信息必须是清楚、准确的，并且是适合自闭症者的理解水平的。如有必要，请讲得慢一点儿。

🍁 问题 28

为什么自闭症者回答问题时总是重复地说"我不知道"？

当我以如下风格——"怎么样？"或"今天早晨你吃了什么？"——向他提问时，他的回答总是同样的："我不知道。"然而，他很健谈，并且，他还掌握了许多令人吃惊的知识！我知道他很聪明，那么为什么他总是回答"我不知道"呢？这种回答在许多自闭症者那里都很常见。

自闭症者共同具有的三个特点之一就是在现实中很难发现信息的要点。自闭症者无法迅速地回想起与某段经历相关的影像，即使是最近的经历。

当他说"我不知道"的时候，自闭症者完全是诚实的。这不是什么玩笑。他需要人们用视觉性的方式帮助

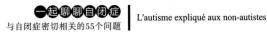

他，以减少处理信息的等待时间。否则，对于他之前做过什么这种问题，他只能回答说"我不知道"。他是有理由这么说的！

自闭症者并没有与现实相割裂，但是他与事物的意义相割裂了，与世界的连贯性相割裂了。我们必须帮助他建立联系。类似"我不知道"的回答，意味着在认知组织化的方面，他还有事情需要做。

本书作者布里吉特的回忆

对我而言，当我跟一位自闭症者说话时，"我不知道"这个句子是一个很好的标志。当人们向我提出一些关于我生活的问题时，在很多年里，我都是用这句话作答。之所以这么做，原因很简单：每次当我试着回答这类问题时，我的大脑都不知道该往哪里转！

对我来说，当下的环境是清楚的，但当我试图进入我的个人经验时，我就像是缺少 GPS 系统一样，无法进入我亲历过的经验的恰当场景。我"内心的望远镜"就像处于一间漆黑的大屋子里，我不知道要把它瞄准到哪里。紧接着，我就明白了，必须探索这间黑屋子，找到回应。有了概念性的萨加德语言（LSC），我就可以一间屋子接着一间屋子地建构起认知结构，这种结构使我今天能够更容易地进入其中。

自闭症者的性格

 问题 29

必须让自闭症者的兴趣领域多样化吗？

人们经常在文学中援引，自闭症者有时会拥有极其特定和狭隘的兴趣领域，如数字、字母、恐龙、公共汽车或火车的时刻表、地理、古代史……

治疗人员在治疗介入的项目中经常建议自闭症者要让自己的兴趣领域多样化。自闭症者会把精力集中在某

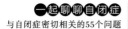
个特定的主题上，这似乎也影响到了他周围的人。但是，比方说，一位热衷于花草的非自闭症者，他是如何"建立起这样的热情"呢？这个人如何能被别人尊重呢？他周围从来没有人有这样的反应，说他应当对其他的事物感兴趣。那么，我们为什么要试着改变自闭症者的兴趣呢？

然而，当自闭症者进入更高的发展阶段时，这些阶段可以让他更方便进行一般化，那么他就会对其他主题感兴趣。概念化的进程使得这种转变可能得以实现。狭隘的兴趣领域是感知性的大脑处理信息的一个特定后果。通过把信息处理过程变得更顺利，人们可以引导自闭症者，根据其愿望来让他的兴趣领域变得多样化。

兴趣领域符合人的知觉、愿望、天赋。人们不应当改变它们。在自闭症者那里，尤其是在阿斯伯格综合征患者那里，兴趣领域是从内部建立的。从兴趣领域的"内部"建立，由于自闭症者的大脑只能建立具体的联系，而无法建立其他联系，那么，他就会通过深入探索某种兴趣的一切细节来发展这种兴趣。

 问题 30

自闭症者有感情吗？

传言："自闭症者没有感情。"

长期以来，观察者们认为自闭症者无法拥有情感。这是怎样的错误啊！

对自闭症者情感的解读，远远要比看上去的更为复杂。有一件事情是确定的：所有人都拥有感情，包括自闭症者。但是，某些传言却是相当根深蒂固的……

需要知道的是，自闭症者的原生情感图和非自闭症者的是一样的。人们在那里也找到了恐惧、愤怒、悲伤和高兴。但是，由于大脑以不同的方式接收信息，自闭症者的情感触发点和非自闭症者的不一样。这些触发点直接与自闭症的经历相关联。

能让自闭症者发笑的东西不一定能让非自闭症者发

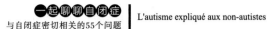
笑！比如，自闭症者可能会由于其感知性的大脑而因一个玩具的物理缺陷而发笑；而非自闭症者则可能会因为看到这个玩具撞到另一个玩具而发笑。自闭症者的情感显现不同于在神经学典型者那里观察到的情感显现。

由于自闭症的大脑需要经历不同的发展阶段，有一些自闭症者在特定的阶段不会哭泣，而另一些自闭症者不会表达他们所感受到的情感等。为了搞清楚情感是如何发展起来的，必须理解自闭症，因为其情感的表达依赖于他们所达到的发展阶段。

如果涉及自闭症者的情感问题，人们不能即兴充当自闭症方面的专业介入者。必须要注意的是，不要把自闭症者当成非自闭症者来对待，否则，很可能犯的错误要比带来的治疗更多。

糟糕的是，人们无法很好地加以诠释的情感表达，有时候会被认为是有问题的，尤其是从周围人的角度来看。一位处于愤怒状态的自闭症者不是具有行为障碍的自闭症者，而只是一位处于愤怒状态的人类存在。他只是使用了不同的符号表达了同样的愤怒而已。自闭症者的情感与神经学典型者的情感是相同的；不同的只是表达方式而已。

请你相信这一点：会哭的自闭症者也有痛苦，会笑的自闭症者也活在高兴之中，表现出愤怒的自闭症者也是真的在愤怒，看起来很害怕的自闭症者也确实在害怕。

🍁 问题 31

应该怎样跟周围的人解释自闭症？

传言："你确定他是自闭症者吗？他看起来不像，他不像是自闭症者！"

在这个圈子里，人们知道，自闭症越是不明显，越是难以解释，因为真正的解释，其关键在于大脑的连接，而这是看不到的。经常发生的事情是，有些人认为已经将一位自闭症者治愈了，这是因为在他们看来，在这个人身上，已经看不到自闭症的症状了。

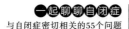

对于一位耳聋的人，只是由于他没有回应我们的呼唤，我们就能够因此说他有某种行为障碍吗？对于一个盲人，只是由于他在缺少任何有关其安全的必要信息的情况下不愿穿过马路，我们就能够因此说他显现出某种行为障碍吗？不能。

总结一下，我们可以对自闭症者周围的人这样说：

自闭症是一种神经发展上的障碍，它会影响整个生命持续的发展。在自闭症的大脑中，神经元的连接不同于神经学典型者的神经元连接。

对一位实际上是自闭症者的人来说，人们没有立即注意到他，这是很正常的。全世界人口中有略多于1%的人是自闭症者。

自闭症既不是行为方面的疾病，也不是行为方面的障碍，而是一种神经发展上的障碍。自闭症的大脑既是视觉性的，也是具体性的。如果我们只用词语来跟自闭症者讲话，可能发生的是，他无法全部理解，这个时候只用词语是不够的。自闭症者的精神表征是通过图像、联想来运作的。而我们却可能得出这样一种印象，即他不想听我们说话，这个印象不符合真实情况。

他很聪明，也能讲话，但是他被社会互动的意义所割裂，被抽象事物所割裂。必须要帮助他，给他指出他没有察觉到的意义，因为他没有用自己的眼睛看到这个意义。不是的，这不是自愿的，这也不是他父母的过错。是的，这可能会给他带来许多焦虑。是的，如果人们帮助他，用神经发展的方式来满足他大脑的自闭症结构的需要，那么他将有所改善。

本书作者布里吉特的描述

神经学典型者的大脑像是装了一台自动变速箱。当他接收了信息，他能非常顺畅地处理这些信息，因为他可以依赖自动调节器（他已经掌握的或能够很容易进入的处理流程），因此，他可以把注意力同时集中在许多任务上。他没有意识到全部信息的处理，这种处理过程进行得很迅速，并没有意识的介入。而自闭症者的大脑就像是一台手动变速箱，他必须手动地、自觉地改变速度

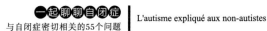

才行。对每一条进入的信息，他都必须个别性地和手动进行处理。

🍁 问题 32

所有的自闭症者都咄咄逼人吗？

传言："自闭症者都咄咄逼人。"

错啦！攻击性不是自闭症者的特征。相反，许多自闭症者都被周围的人和环境所挑衅，否则，没有自闭症者会有意挑衅周围的人和环境。自闭症者被那些说话很多或那些边说话还边动手触碰他们的人挑衅，被那些持续性的无意义挑衅，被那些出于对自闭症的不了解而产生的干扰挑衅，被那些强制性实施的并且不是他们愿意要的治疗手段挑衅，等等。

简而言之，由于不断地被挑衅，由于无法对这些挑衅做出回应，由于处于无助的状态，由于被自己的自闭症状态所困扰，自闭症者可能会变得"咄咄逼人"。人们常说，一位攻击性的自闭症者，实际上是被挑衅的自闭症者，如非被挑衅，他根本不存在真正的攻击倾向！

必须了解的一件事情是，自闭症者总是处于求生存的模式下。人们总是试着让自闭症者变成非自闭症者，或是把他变成一位"在社会上可被接受的人"，让他的特殊性或举动消失，而他本人所尝试的，仅仅是为了活下来。

🍁 问题 33

自闭症者为何如此焦虑？

我们经常遇到的问题是：为什么自闭症者如此焦虑？他能说话，且很聪明，但是他也真的很焦虑！药物治疗似乎不能平息他的焦虑。究竟发生了什么事情呢？

自闭症者总是在与自闭症做斗争。尽管很聪明，大部分时间里，自闭症者都被他那"手动的大脑"所困扰，他试着"手动地"适应一切新信息。在交流方面，自闭

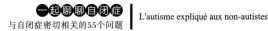

症者的大脑处于低连接状态，因而这妨碍了他像他所愿意的那样自我表达。他在内在需求和外在需求之间犹豫，想要试着用静态的大脑来处理动态的环境，他就只能承受许多焦虑，为了延续平衡而被消耗得精疲力竭。

对自闭症者来说，所感受到的焦虑程度很好地表明了在认知组织化方面有多少工作要做。他无法独自做这些工作，他需要帮助。在这种情况下，药物治疗不会有什么作用，因为这种焦虑内在于自闭症本身，不同于社会性的焦虑。通常来说，借助于概念性的萨加德语言（LSC）所做的工作能够减轻这种焦虑，并且能够赋予所接收到的信息以意义和连贯性。

本书作者布里吉特的回忆

我总是处于焦虑中，我不知道为什么。我更加不知道的是我与其他人有区别：是别人让我知道这一点的。而阿斯伯格综合征患者却在很早的时候就靠自己发现了这种差别，自闭症者却只能通过他人来意识到这种差别。如今，我发现，在一个对我来说节奏过快的世界中，我

总是一直处于努力工作的状态。在我这里，自闭症管理
所导致的焦虑要比由社会情境所导致的焦虑更加强烈。
从清晨我睁开眼睛的那一刻起，我一整天要做的工作，
连同由自闭症带来的困难，都是巨大的。我在30岁前变
得精疲力竭，也产生了轻生的念头，因为我忽略了我必
须在日常生活中管理好我的自闭症。

第七章

自闭症者的社交

 问题 34

自闭症者是否有幽默感？

传言："如果他有幽默感的话，那就说明他不是自闭症者！"

下面这种类型的评论，我们听不计其数的人讲过："这个人不可能是自闭症者，他会开玩笑！"

自闭症者也有幽默感。但是由于与信息相关的参照

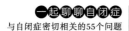
体系不同（不是社会性的不同），他们的幽默也有所不同：与其说是社会性的幽默，不如说是更加感知性的幽默。

当非自闭症者注意到一位自闭症者"没有理由地发笑"，前者是对的：让自闭症者发笑的东西不一定能让非自闭症者发笑，反之亦然。非自闭症者会因为社会上某种不正常的现象而发笑（他们会注意那些滑稽的人），而自闭症者则会因为感知性的不正常现象而发笑。

什么是感知性的不正常现象？一排灯泡，其中有一盏被打破了！或者一个简单词语的声色！这些现象可能都会让自闭症者发笑，非自闭症者可能会问："呃，他为什么发笑呢？"

幽默感，就如同情感的触发点一样，都是根据自闭症者的大脑来运作的。

本书作者布里吉特的描述

当我听到由家长们叙述的关于自闭症者的笑话，在那些只有非自闭症者的人群中，我是唯一一个会发笑的人，因为我的幽默不同于非自闭症者的幽默。这种幽默是建立在具体而又感知性的参考体系的基础上的。传言说自闭症者没有幽默感，让这种传言广泛流传的是神经学典型者，神经学典型者必定要为此沮丧！如今，但凡有人说"自闭症者会在无明显原因的情况下发笑"，我就会跟这些人说他们是对的：他们没有看到原因，是因为他们的大脑是神经学典型者的大脑！

问题 35

自闭症者会爱上非自闭症者吗？

传言："自闭症者不可能爱上非自闭症者。"

研究结果是显而易见的：自闭症者会产生爱慕之情。不管是什么样的医疗介入人士，只要他有良心，他都会告诉你，他观察到了自闭症者与其家庭成员相处得很好。但是在表达自己的喜爱之情时，自闭症者采取的举动不同于神经学典型者。一位较严重的自闭症者可能会抚摸他

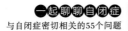
妈妈的头发，用手高兴地拍打，来表明他对妈妈的爱意。

　　要想搞明白自闭症者的感情，察觉他们的情感，必须不带偏见地进行观察。曾经有段时间，人们认为自闭症者没有感情，认为他们不会爱慕任何人，认为他们的状态是其父母的错误，这个时期已经带来了很多创伤。

　　今天，得益于功能性磁共振成像，人们可以越来越清楚地看明白自闭症者的大脑。针对自闭症者大脑的特殊性，人们已经了解得足够多了，它们是处于生物学层面而不是情感层面！还有很多人仍旧把自闭症和情感障碍混为一谈。

　　当自闭症者达到一定的成熟阶段时，他能够具体地表达自己的爱意。难道我们会期望一个只有几个星期大的婴儿具体地向我们展示他的情感吗？当然不会。因为我们很清楚，他正在建立他的情感联系。由于自闭症是一种神经发展障碍，因此必须给大脑留足时间，让它达到充分的意识水平。

　　一些人竭力训练那些自闭症孩子，让他们说"我爱你"，这样做只是为了满足非自闭症者的需求。幼小的自闭症者只知道重复这个声音，对他来说，在这个阶段，这个声音仍是没有任何意义的。人们也可能会训练他说"犀牛"，这样做会产生同样的效果。只有等孩子准备好了，无须外部命令，他会自发地说出"我爱你"。针对自闭症结构发展的上游阶段所做的工作将会自然而然地获得上述成功。等到这个时候，您可能就会认可，他是对的，因为他完全领会了，他是有意识地说出来的，他感受到了。今天，有很多妈妈，她们迫不及待地告诉我们，她们已经收获到孩子说的第一句"我爱你"，而她们自身却没有在这个方面做足准备工作。

❀ 问题 36

如何面对发怒的自闭症者？

传言："所有的自闭症者都经历过发怒：为了遏制这些发怒，改变行为和惩罚性的措施成为恰当的方法。"

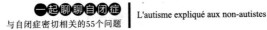

　　人们在日常生活中经常告诉我们，有一位自闭症者在"发怒"。人们是这样描述的，这位自闭症者拍打着自己的头，他倒在地面上，自己咬自己的手或前臂，他叫喊着，哭闹着，大发雷霆……在我们得出结论说这里涉及的是一种发怒之前，我们必须知道，要把这种发作与一种自闭症的发作区分开来。

　　在流行语境中，人们不会从自闭症的发作情况出发，在此类发作和自闭症之间建立关联。只有从非自闭症的参照体系出发，人们才会得出结论，这里涉及的是发怒。实际上，在自闭症者那里，存在不同程度的发怒。最基本的自闭症发怒就是当自闭症者拍打着自己的头的时候的发作。要想确认自闭症者是不是真的在发怒，有两个标志：在发作期间，他没有流眼泪；在发怒之后，他精疲力竭。在这种情况下，所涉及的是与自闭症、与其大脑的连接问题相关联的一种发作，而不是与某种发怒相关的发作。人们称之为"发怒"的事情，不如说是某种无意义的发作，这种发作自身也会由大脑连接的问题产生，但是这种发作的程度要更加强烈。

这些发作通常可以转述为一种为了理解某个复杂信息而做的尝试。实际上，这里关键的不是愤怒，而是某种内在的狂风暴雨或地动山摇，就像大脑的不同部分彼此间无法交流一样。这些发作不取决于自闭症者的意志，并且对后者来说，极具稳定性。

为了不影响自闭症者的自尊，尤其是对类似于阿斯伯格综合征患者那样的高功能自闭症者来说，区分自闭症发怒与真正的发怒，这一点很重要。

对自闭症者来说，这些"无意义的发怒"极其令人疲乏不堪。然而，如果试图从物理层面上介入以便中断这种发作，这样做是没有用的，只会加剧这种发作。同样地，如果试着中止相关的举动，或是从借鉴了具有行为障碍的人的模拟器出发，试着控制这种发作，那么这样做也是徒劳的。比如，我们很难设想对一位癫痫病人这么说："如果你今天不发作，你将会得到奖励！"同样难以设想的是对自闭症者也说这样的话。首先要做的事

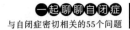

情是，考察自闭症的结构，把我们的期望和对神经学典型者的解释放到一边去。

在这里只想强调一点：在自闭症者的发作期间，请你在帮助他不进行自我伤害的时候保持安静。

无意义的发怒是一种呐喊，站在自闭症者的一边来看，它是一种不自愿的求助，无论他的年龄多大，他都无法独自寻求帮助，因为他的交流通道受到了影响。在自闭症结构的发展过程中，我们有义务通过陪伴来帮助自闭症者找到他需要的平衡。

本书作者布里吉特的回忆

不了解自闭症的人会把发怒与自闭症的发作混为一谈。许多年来，我在寻求对引发自闭症发作的那种情感进行命名，这种发作在自闭症大脑里引起一场风暴，大脑却无法处理复杂的信息，最后我意识到它是"恐惧"。在不知道如何区分这两种发作的时候，人们往往通过惩罚自闭症者来结束它，因为他害怕……

问题 37

自闭症者是否在操控身边的人？

传言："他的行为是一种心血来潮……我跟你说过的，如果是我的话……"

人们倾向于相信，自闭症儿童会操控成年人，自闭症儿童是任性的，他很明白他要做的事情，但是他却不想那么做，等等。自闭症者的亲朋好友经常会听到伤害人的议论，这些议论不符合他们所经历的现实。尽管家长可能会去感受他的孩子是否正在操控自己，他经常会发现自己处于困惑状态，一方面是他不理解的自闭症行为，另一方面是从他人的角度做出的判断。

人们现在知道了，自闭症者的大脑不会做推论。他会模仿行为，但是不会模仿意图；他不会做暗示，也不会接受暗示；他不把自己的情感放在时空中，更加不会把你的情感放在时空中来考虑！

要操控一个人，必须在计划把这个人引向另一种状

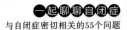

态的同时解读他的精神状态，这种引导无须得到他的同意，并且是以明确行动的方式展开的。如果一位自闭症者的抽象能力和解读社会的能力没有得到发展，是不可能安排这样的剧情的。相反，自闭症者可能会试着引起你的一种反应，只是为了观察这种反应，就像一位小孩子会做的那样。

如果你想说的是"你确定吗？他看起来不像自闭症者"，你就面临着大众的无知。什么是"看起来像自闭症者"？大部分人不知道什么是自闭症，但是他们却相信自己知道，因为他们看过《雨人》这部电影。

为了解读自己的孩子，请相信自己的直觉：如果你看到了悲伤，那就是说他处于悲伤的状态中；如果他在哭泣，他就处于难受的状态。他的悲伤通常是由他人的不理解导致的。如果他很困惑，并且人们持续地烦扰他，持续地挑衅他，自闭症者将会变得很有攻击性。如果人们因为一位聋哑人听不到而惩罚他，那么就不应当吃惊这个聋哑人变得咄咄逼人、抑郁或者有自杀倾向。

如果自闭症者开始操控你，从这个时刻起，请告诉你自己，这是一个很好的消息！这说明他开始在他的自闭症结构的发展过程中取得进步。

🍂 问题38

为什么自闭症者对社交不感兴趣？

有多少次，你可能会期待着你认识的一位自闭症者来参加一个派对、一项盛事或一场社会性的相遇？又有多少次，这位自闭症者拒绝了邀请？一般而言，自闭症者不喜欢去人多的地方。

自闭症者大脑的特殊连接青睐于形式、流程、图像。这些连接主要处于感知性的层面，是它们让大脑尤其是对确定的信息、细节、具体的事物感兴趣，但是却不倾向于关注抽象事物和社交。

对社会互动，自闭症者"不知道他不知道"，因为他的大脑在"社交上是盲目的"。不应当混淆"在情感上

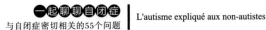

与社会割裂"和"自闭症",这是两种不同的事物。许多自闭症者从能够解码他人时就开始喜欢这些人了。如今,借助大脑成像的帮助,我们的观察得到了所实施的研究的证明,得到自闭症者的证词和治疗介入的经验的证明,这些研究和经验都向我们表明,许多自闭症者一旦可以成功处理社交领域的信息,他们就会对社交感兴趣。

请不要相信那些不惜代价过早地向自闭症者传授社交能力的项目。自闭症是一种神经发展上的障碍,首先要做的就是尊重自闭症结构的发展。只要自闭症者尚未达到其发展的特定阶段,坚持这类教育只会是徒劳的,这样做只会让他产生额外的焦虑。难道人们能够想象,向一个 9 个月大的婴儿传授如何交朋友的技巧,只是因为人们认为这个婴儿应当知道这种技巧吗?当然不能!必须等发展到合适的阶段才行,对自闭症者来说也是如此。

本书作者布里吉特的回忆

我在办公室听说过一种评论,这种评论认为,一个

146

人想要保持友谊，每隔一周就应当给他的朋友打电话。我不得不做很多备忘录来贴在办公室的电话旁边，为的是能提醒我给想保持友谊的人打电话！然后，有一天，我意识到，我曾经是许多人的"朋友"，因为在他们看来，我曾经对他们做出过许多友好的举动，但是从我的角度看，我没有那么多朋友。为了维持友谊，我刻意尽的社交义务需要极多的精力，并且，我一直不明白为什么必须做这些事情。这不是自然而然的，只是记下来的任务。因此，我决定彻底减少我的社交生活，想要完全避免颠倒主次，就像某些其他人所做的那样。我在特定的时间中断了一下，因为我没办法不这样做。直到今天，我仍然觉得这种社交管理太过复杂，对我来说太过苛刻。

🍁 问题 39

为什么自闭症者不愿意跟别人握手？

你经常会观察到，在打招呼的时候，自闭症者不会

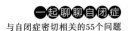
自发地寻求跟人握手。他们为什么会有这样的行为呢?

对自闭症者而言,与他人握手意味着什么呢? 首先,他不应当乱动,他必须停留在原地。其次,他必须在视觉上计算两只手的接触。一旦有了接触,他必须有意识地进行一次操作,以便让他的眼神集中在对方脸部的位置,在鼻子或额头周围的位置。然而,如果对方在握手的同时还在说话,自闭症者就必须想办法让对方重新说一遍,因为他的大脑一次只能处理一条信息。

当自闭症者被触碰到的时候,他的眼睛会朝向被触摸的地方。如果一位自闭症者握了另一个人的手,他的眼睛将会直接盯着手腕的地方。在社交上来看,在西方社会中,这样做不好。为了能够成功地完成这个任务,同时保持"在社交上的可接受性",许多自闭症者自己发明了一些窍门。

有些自闭症者保持着极其固定的目光,因为他们会把注意力放在标识触摸上……另一些自闭症者总是在看着对方额头高度的同时说着同样的句子,就像盲人所做的那样。

跟认识的人握手，对神经学典型者来说，这是一个很平常的举动，它是社交义务的一个小例子，人们会要求一些人必须在内在的管理中、在恢复被扰乱的系统的平衡时予以优先考虑。请你在要求跟一位自闭症者握手前考虑一下：这真的很重要吗？对谁来说很重要呢？

问题 40

自闭症者是靠记忆的方式来习得诸如打招呼等社交行为吗？

在魁北克省，由于自闭症者在社交能力上存在困难。人们认为，必须不惜一切代价来给他们进行这方面的教学，以便让他们"在社会上"能够适应。有相当大的一部分自闭症者最终记住了一些规则，但是却不能够将这些规则一般化。最后人们得出结论，对自闭症者来说，靠"记忆"是再正常不过的事情！

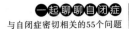

教授社交行为，这反映了对自闭症者的一个极大的误解，因为靠记忆来维持是不正常的事情。自闭症是一种神经发展上的障碍。必须要等到自闭症者的大脑发展到社会化得以可能的阶段才行。

对自闭症理解错误的人认为，必须向那些在"社交上盲目而不知所措"的人"传授"社交技巧！但是他们却没有考虑到自闭症者大脑连接的特殊情况。非自闭症者使用的方法只能靠"记忆"才能进入自闭症者对社交的学习中。

这里有一个经典的案例。早晨，女教师走进教室，向她的自闭症学生打招呼，学生却没有回应她。她向他口头说明，他必须在她进教室时向她说"你好"。这一天，女教师从教室里出去了四次，每一次她再进来的时候，学生就跟她说"你好"。这个情况持续了整整一学年。难道这真的是我们想要达到的效果？

如今，我们知道了，大部分自闭症者可以不靠记忆习得社交技巧，从而能够进入到社会中。为了陪伴其发展，有确定的技巧可以用来帮助他们。

🍁 问题 41

是否有必要强行要求自闭症者跟我进行视觉上的接触？

传言："我跟自闭症者讲话的时候，他不看着我，因此他没有在听我讲话！"

在生活中，人们经常谈及这样一个事实，自闭症者在他人与其谈话时，不会与他人进行目光上的交流。人们也试着干涉，强迫自闭症者与他进行目光上的接触，同时认为，这种接触对自闭症者来说是可能的，但是一旦接触形成了，他也站得更远了。对所有的社交行为来说，这个情况都有点儿类似。

这是一个错误的方向。在我们问自闭症者问题时，我们观察到，要求与他们进行目光交流是一件很残酷的事情。这种接触可以用来鼓励神经学典型者，但是对自

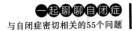

闭症者来说没有任何作用。为了取悦神经学典型者，自闭症孩子很快就能学会建立目光接触，但这并不是一种可持续的习得；这只是人们对他们要求的额外负担。强迫与自闭症者进行目光接触，这只是没有理解自闭症的结构，是完全缺乏尊重的表现。我们必须尊重人的发展。首先，自闭症者必须学会用眼睛看着对话者的嘴巴，以便"看到"声音的进出，其次才是目光的交流。主导自闭症者的并不是他人的目光，而是其连贯性的本能。

　　我们要知道，有些研究在自闭症大脑连接的特殊性与社交流程的流通之间发现了关联。

本书作者布里吉特的描述

　　对我来说，他人的目光移动得太快了。如果状态好，我可以从一堆白球中分辨出一个彩球。神经学典型者通过了解他人的状态来和他人的眼睛对视。而我自己，坚持不了一直与他人对视，如果我的大脑不让我进入我自己的情感中，我如何能够从他人的眼光中读懂他的情感呢？

　　我再重复一次，自闭症者在"社交上盲目而不知所措"。对我来说，他人的目光并不是我进入解读他人精神状态的入口。如果我想要了解我的对话者处于什么样的状态，我将会向他发问。如果他不跟我说真话，那就糟糕了！不管怎么样，如果他凭借非自闭症者的交流能力而撒谎，那就是说他并没有把我作为自闭症者而加以尊重。那样的话，我就不明白我为什么必须要对他表现得感同身受。

自闭症者的自我管理

问题 42

为什么自闭症者很难保住自己的职位？

如今，得自闭症的人中有很多有了学历，也获得了职位。人们却认为，他们无法保住自己的职位！到底发生了什么事情呢？

如果自闭症者还没有实现认知组织化的进程，即使他是成年人，即使他已经接受过高等教育，对不断变

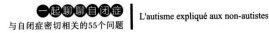

化的环境的适应会要求他持续地进行一些小的调整，他将仍然无法启动必要的积极操作。由于自闭症者在灵活性上遇到困难，如果人们不给他提供必要的帮助，他的大脑会妨碍他制订计划，并且会导致一些持续其一生的问题。

　　一点儿也不稀奇的是，有的自闭症者获得了学位（中学、大学），但是他们却无法保住自己的职位。如果没有工作，他们就会发现自己处于一种远低于自己最初能力的状态。

　　大脑的自闭症结构不仅影响了积极性，也影响了在现实中进入信息的通道，这就有可能影响到对解决方案的寻求，即使自闭症者已经发展了解决问题的能力。

　　如果是自主的成年人，一个考虑在内的因素是解读社交规则的难度。对这些人来说，自闭症不是那么可见的，这些人从来都不会收到自闭症者的求助，哪怕这种帮助有助于自闭症结构的管理。

　　自闭症是神经元连接方面的一种障碍。能看到这一点的人都是聪明的！即使是最机灵的自闭症者，他们独自居住和工作时都很容易精疲力竭，因为人们总是在给他们传授社交技巧，而不是帮他们学会概念化。真正的习得是通过进入抽象领域而实现的，是在借助于某种概念性语言的帮助下而得以发展起来的。人们帮助自闭症者获得推理能力，而不是教他们社交行为，这样，自闭症者才能够获得真实的平衡，才能够更好地适应日常生活。他们的生活才因此具有更多的意义。

市书作者丽莎的解释

让我们设想一位成人阿斯伯格综合征患者，他无法从面前呈现的事实出发推断得出结论，或者无法规划在时间中的行为：这是因为他没有接收到他的自闭症结构所需要的帮助。尽管他持有许多大学的学位学历，他仍然无法保住自己的职位，最后只好在一家食品杂货店当店员。在那里，他每天的工作就是朝空了的货板上添货。有一天，他站在摆放奶制品的货架前，那里只剩下一升牛奶，于是，他便等着这一升牛奶被取走后再朝货板上添货。就这样，他又丢掉了工作。他陷入了自己的自闭症结构的困境，这种结构使得他无法进行推断。

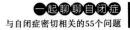

问题 43

如何帮助自闭症者变得自主？

传言："他是自闭症者，他永远也不会自主，终其一生，我都将对他负有责任。"

由于人们长期把自闭症与智力障碍混为一谈，针对自闭症者的治疗介入，被设为与针对患有智力障碍的人采用一样的方式。人们经常提及通过给一个人确定其独自要完成的任务来培养他的自主性：整理床铺、准备饭食、去超市购物等。但是，当人们谈到自闭症时，人们尝试安放的自主性却不是上述这种自主性。

他能否自主地过一生呢？他将如何进行学习？需要明白的一件事情是，对自闭症者来说，自主性不在于培养社交能力，而在于很好地平衡其对信息的处理，在于开发其抽象和积极主动做事的能力。首先要达到的目标是自我管理，然后才是自主性。

我们还记得，自我管理是从重新平衡和自闭症结构的同步化这样的必要进程开始的，然后是认知组织化的进程。只要这个进程没有实现，自闭症者就无法变得自主。人们可以外在地让他习得很多事情，也是靠记忆的方式实现的，但是如果这个人还没有进入内在的处理流程——后者使得他能够在生活的不同场景中转化这些知识，这些知识就只能是没有用的知识，他就只是像完成任务一样储存这些知识，疯狂地尝试着不要遗漏这些知识。也就是说，这些知识只是另外的焦虑要素而已。这个人拥有这么多的知识也只是枉然，他将总是需要另外一个人来发动自己的行为。

如果想帮助一位自闭症者变得自主，请你从不要替他做所有的事情开始。请你引导他去探索。他需要享受他自己的经验。这并不意味着允许他做任何事情；他需要被引导，需要有人给他解释事物的意义。

本书作者布里吉特的回忆

在我成年和独立自主后，我开始了公寓生活和工作。因为工作的原因，我不得不经常搬家。每次，当我到了一间新的公寓时，我都无法标识整个空间。物理空间具有某种轮廓，我想要置身其中，却无法理解这种轮廓。直到很多年后，我才明白，我之前之所以经常睡在客厅里，是因为我一直没办法完全搞清楚我的卧室的状况。

有次搬家后，我突然发现自己经常穿着同样的衣服。直到一个月以后，在工作的时候，我发现一个人穿着跟我的一件羊毛衫一模一样的衣服过来。于是，我寻思着，我的这件羊毛衫在哪里呢，然后突然在我的脑袋里通过联想出现了许多其他衣服，我甚至已经忘记了这些衣服的存在。它们在哪里呢？那天晚上，我回到家，成功地解码了我卧室的物理空间，我在那里发现了一个壁柜。打开壁柜，我发现了我"丢失"的衣服！是先前一个帮助我搬家的人把它们整理好放在这里的。而我自己呢，却忽略了在我的床前有一个衣橱，因为我还没有融入我居住的这个新环境中……

问题 44

自闭症孩子应该去上学吗？

如果我们明白了一个自闭症者如何学习以及为何去上学，那么，对他来说，最好的地方就是学校。他的未来要靠教育获得。而在现实中，没有一家理想的教育机构可以完美地适应自闭症大脑的学习方式。对自闭症者而言，最好的地方就是他可以进行最多的学校学习的地方，以及他感觉好的地方。如果他可以用一生来发展他的社会角色，首先必须要把希望寄托在学习上。

学校应当像照顾视力或听力有问题的学生一样来照顾自闭症者，让他融入群体。自闭症者很聪明，但即使获得好的学校成绩也是徒劳的，因为他有自闭症结构；不要等到他已经产生了焦虑才去帮助他。

如果自闭症者没有表现出进步，也没有"成果"，人

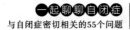

们不应当责备他，相反，应当反思做的方式和采用的工作。没有理由让他经常不去上学，除非是出于相应的健康问题。但是，由于人们极大地误解了自闭症者大脑的学习方式，自闭症让人产生了恐惧。因此，必须提升学校教育的宣传。

自闭症者的家人需要知道的

问题 45

帮助自闭症孩子的最佳时机是什么时候？

传言："自闭症者需要被关爱，这足以让他们走出困境。"

我们听过很多次："由于自闭症的症状还没有出现，我是否应该在帮助他之前等着呢？"为什么要等？等什么呢？等着自闭症消失吗？

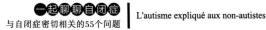
回答：请立即帮助他。

只要做出了自闭症（自闭症谱系障碍）的诊断，就应该开始行动。自闭症是一种神经发展的障碍，是神经元连接的一种特殊情况。不要等到看到外在的发作征兆才开始行动。当大脑很难处理它接收的信息时，自闭症谱系障碍就变得很明显了。

在现实中，学习重新获得内在的平衡，然后完成认知的组织化，这构成了一项长期任务；即使现在看来一切似乎很好，这项任务也必须尽可能早地开展。时间已经向我们证实，这件任务将不会是唯一的。自闭症状迟早会显现，通常是伴随着焦虑一起。如果人们想要帮助自闭症者的发展，而不仅仅是维系他当前的水平，应当确保他在学习中获得连续性。

患有自闭症的人，将会长久地是自闭症者，不会因为环境或服务的可用性而改变。他必须随时获得支持。

本书作者布里吉特的回忆

虽然我拥有我的全部资源，在我 28 岁时，我还是必须寻求帮助。这种寻求帮助的做法一直持续了很多年。

🍁 问题 46

是否应当用计算机设备来"解决"自闭症？

在信息技术无处不在的时代，所有的人都在寻找具体的方式来帮助自闭症者。

诸如智能手机、平板电脑这样的设备的出现，将有可能证明自闭症者在感知层面拥有天赋和能力，这些天赋和能力之前是被忽略掉了的，对于这一点，新近的研究已经向我们加以证实。

这些设备很吸引人，因为它们是"好的守卫"；它们使得成年监护人可以更频繁地自由出门，而更少地担心他们的孩子。人们注意到，这不仅仅适用于自闭症者，同样也适用于自闭症孩子的家长！

但是，在自闭症的问题上，最大的挑战在于引导自闭症者获得关于社交的意识，而这一点是上述设备永远

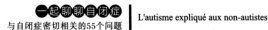
无法实现的。在特定时期内，这些设备必须服务于教育目的，最多一天几分钟，就像不管给其他哪个孩子一样。这不是因为，孩子在平板电脑上学习，他能够把这些学习全部挪到纸上来进行。同样地，据我们掌握的知识来看，今天没有任何研究可以证实，在自闭症者那里，技术会对社交相互性有成效。

　　面对这些计算机设备的时候，必须慎重！由于自闭症者在处理所接收的信息时工作强度极高，他们必须安排时间去做运动或肢体活动，以便在一天中重新开始消耗能量。对自闭症者而言，对计算机设备的使用，必须作为一种被监督的娱乐活动而存在。

　　自闭症是一种语言问题。只有与他人一起，才能习得语言，习得语言是为了与他人相处，与他人更好地交流。人们永远也无法只通过使用智能手机或平板电脑来"解决"自闭症结构的所有问题。

　　并且，由于自闭症者的大脑已经在感知层面运作了，对上述设备的使用必须极其谨慎地加以管理，以便只用来强化自闭症大脑已经做得很好的事情。自闭症者将不再愿意丢开他的平板电脑，在那里他可以最舒适，但是会有其他问题出现。比如，研究表明，不加节制地使用计算机设备可能会影响睡眠结构，尤其是对那些神经学典型者的孩子。

本书作者布里吉特的描述

我喜欢计算机设备。我认为它们远比人更简单，它们很方便理解。但是，我也意识到，用这些设备进行自我训练，我无法理解社交的运作。人的交流和情感在真实生活中有明显区别。因此，我需要努力地与人相处，以便不丧失与他们相处的动力，这一点很重要，因为我很容易丧失这种动力。我意识到，这些计算机设备永远也无法帮助我进行自闭症结构的管理，因为它们只会发展我已经掌握好了的东西。是我的自闭症使得我对这些计算机设备的理解变得如此简单；是我的自闭症使得人变得如此复杂而难以理解。

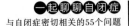 **问题 47**

自闭症者的家庭成员发挥作用的关键点有哪些?

在"萨加德"自闭症鉴定中心,为了让自闭症者的家庭成员发挥良好的作用,我们确定了三个关键点,分别如下:

①学会准确地辨认自家孩子身上的自闭症的迹象,不要把它们与行为障碍相混淆。你越是理解自闭症和自闭症表现出来的感觉,就越有可能处理这些迹象,越有可能在你孩子成长的过程中帮助他。

②为了能够更好地交流以及自我感觉有能力应对,需要搞清楚自闭症大脑的特殊情况。一旦你掌握了他的交流方式,你就可以更容易地发挥你家长的作用。

③为了应对自闭症，为了帮助发展关系，需要理解自闭症中情感的运作情况。

🍁 问题 48

哪些活动是自闭症者的家人应当优先做的呢？

传言："我们将永远都没办法和我们的自闭症孩子开展活动……"

这是错误的！许多活动都符合自闭症者的需要。举三个具体的例子：游泳、骑自行车、看图画书。如果这位自闭症者能够演奏乐器，这项活动也会非常有帮助。

能够去游泳池或泡澡，将会给自闭症者带来极大的好处。必须选好时间，即人少的时候，运动少的时候，不要对孩子讲太多话，这样能让他最大限度地享受水给他带来的体验。

对自闭症者来说，骑自行车也会富有收获，因为骑自行车是一项知觉层面的活动。

家长要一直在自闭症孩子触手可及的地方放置图画书。等他再长大一点儿，根据他的发展阶段，家长可以为他准备漫画书、词典。自闭症者应当早一点儿接触所有类型的书。

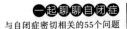

问题 49

什么是"轻微"自闭症？

传言："我们发现，他不是自闭症者，他只是没有培养好！"

错了，他不是没有培养好，他就是自闭症者！家长会被指责说，他们的孩子没有培养好，他们与孩子相处的方式不好。有些人会跟我们确认，他们的孩子患有轻微的自闭症。这是怎么回事儿呢？说的是这个孩子并不是真正的自闭症者吗？或者说的是，他是自闭症者，但是他自己没有看出来？又或者是这种状态不太明显，我们不能做些什么来帮助他？人们谈及轻微自闭症，是相对于什么来说的呢？是重度自闭症吗？

科学著作给我们确认了一件事情：自闭症是一种状态、一种条件。人们必须注意这种状态，就像患糖尿病的人，不管他的糖尿病是否轻微，都要警惕自己的状态一样。

如果人们认为尚未可见的自闭症是轻微的，认为一切都应当还不错，那么，人们就犯了错误；如果人们认为注意它是没有用的，试着治疗它也是没有用的，那么人们就又犯了错误。一旦我们想说的是，某个人患有自闭症谱系障碍，我们就必须明白，有事情需要做了。患有自闭症谱系障碍的人需要人们尽快地帮助他，以便学会恢复必要的平衡，避免陷入脱节的生活中。

当得出一个人耳聋的论断时，我们立刻就该行动起来，为了帮助这个耳聋的人和谐发展，我们开始参与行动。但是，在论断出了自闭症谱系障碍后，人们一般会等到症状在所有人眼中变得很明显了才会去帮助患病的人……然而，我们到底在等待什么呢？

🍁 问题 50

　　有必要去咨询所有的自闭症专家吗?

　　没有这个必要。重要的事情不是调动整个治疗团队,而是选择的治疗方案能够满足自闭症者的需求,并且这个方案是有效的。长久以来,人们认为,提供一切类型的治疗,必然能够确保自闭症者的发展。但由于与他的自闭症结构相关联的特殊需求没有得到很好的认识,这么多治疗方案中很少有能够真正对该结构起作用的。

　　因此,为了不重新预约某种治疗方案,提问题是很重要的! 必须提下列一些类型的问题:"我们什么时候才能知道治疗工作结束了? 相对于自闭症结构的发展阶段,我们将会看到什么结果?"

　　必须确保是否尊重自闭症者的发展程度。期望值和学习必须与此相适应。请你提这样的问题:我是否能够要求我的孩子做出这种行为呢? 他的发展程度远远低于他的实际年龄吗?

本书作者布里吉特的回忆

我有一位年迈的叔祖跟我说过，如果想要让胡萝卜长得快一点儿，最不应该做的事就是抓住胡萝卜的尾巴朝上拔……当涉及自闭症者的时候，人们为什么不能尊重这么睿智的建议呢？这与人的发展有关。为什么人们试着从上面开始拔，而不是为了让他们发展起来而供养他们？难道紧急情况下人们就必须浪费生命？在年幼的时候加以刺激，意味着早一点儿开始，而不是尝试着把什么都做了！

❀ 问题 51

有没有一种药物治疗能减轻自闭症？

今天，还没有。但很多自闭症者会出于不同的原因而服用药物，比如，与相关疾病有关的药物，多动症、焦虑、睡眠问题等。有一些自闭症者服用药物，同样是为了降低"行为障碍"的效果；如果没有什么能够用来

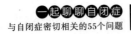

帮助应对自闭症结构，人类有机体将会一直尝试着重新恢复内在的平衡，但不会成功，在外部看来，这种冲突可被解释为行为障碍。

当涉及药物治疗时，有必要警惕。对于没有效果的治疗，必须加以反思和修正。如果一个孩子持续数月都在服用某种药物，却没有任何效果，那么这是不正常的，在自闭症问题上和在其他问题上一样不正常。

经验向我们表明，在遇到自闭症时，药物治疗有很多局限性。总有一天要处理真正的问题，即通过适应自闭症而采取的治疗介入手段来进行自闭症结构的管理，而不是通过适应神经学典型结构的治疗介入手段。当人们处理自闭症结构时，经常会再看到药物治疗和医生。

自闭症不是一种疾病，它不能凭借药物而被"治疗"。

与自闭症相关联的疾病可能有必要服用药物。

尤其要支持自闭症结构的管理。

问题 52

自闭症可以被治愈吗？

传言："我治好了我的自闭症孩子！"

糟糕的是，总有人不断地确认，他们治好了孩子的自闭症。

自闭症不会被治愈。由于它与大脑连接的特殊情况有关，它构成了自闭症者的一部分，就像"聋"构成听觉不好的人、"盲"构成视觉不好的人的一部分一样。

如今，"治愈"自闭症这件事已经不存在了。首先，自闭症是一种神经发展障碍，而不是一种疾病。其次，自闭症不只是生理学上的，即它意味着大脑的可塑性，也是心理学上的，因为它的存在标志着身份。我们可以在耳聋的人那里观察到类似的现象。

自闭症的症状显现（各种举动、某些典型的行为）指示了其不同的发展阶段。那么，证据呢？如果人们消除了自闭症者的典型举动，或者当人们把自闭症者变成

"伪神经学典型者"时，人们就会在这些人身上一直观察
到三种主要的自闭症特征的存在：很难主动行事，很难
理解抽象事物，很难回忆起现实中的信息。那些声称治
愈自闭症的人，通常只是把最显而易见的症状显现压制
住了，没有考虑其现象的最初功能。

围绕自闭症，人们发展了数量相当庞大的传言，经
由这些传言，人们损害了自闭症这个概念，让它去符合
神经学典型者的需求。当人们谈及自闭症的治愈时，究
竟其中的关键是自闭症者的治愈，还是谈论自闭症的人
的治愈呢？提出这个问题很重要！如今人们已经接受了
作为神经发展障碍的自闭症界定；不再"看到"其外在
的症状显现，因此并不能当成"被治愈了的自闭症"。

此外，正是基于这个原因，人们实际上观察到两种
强烈的趋势：人们要么尝试着让自闭症举动消失，把自
闭症者变成"伪神经学典型者"，同时相信把他们"治
愈"了；要么通过捍卫神经的多元性和差异来支持自闭
症者的权益。但是，如果到了人们能够重建自闭症者的

大脑可塑性的那一天，这种身份会变成什么呢？这里有一条对所有人的忠告：之所以有必要谦逊，是因为这个问题源自一种不可思议的复杂性。

本书作者布里吉特的描述

自闭症不是我们所"患有"的某种东西，而是我们所"是"的某种东西。它构成了身份的一部分。必须从什么中治愈呢？从自我吗？

问题53

为什么自闭症者缺乏积极主动性？

所有的人都同意这么说，自闭症者可以做很多事情，他的能力很强。然而，人们也会强调指出，人们总是必须给自闭症者带头，要求他去做一件明确的事，他才会行动起来。但是，他很聪明，他也会说话，如果人们每一次都给他说明他必须做的事，他能够很好地完成任务。为什么他无法自发做事呢？即使人们在口头上向他重复了无数次指令，他也没有把这些指令记下来。是他太懒惰了吗，还是他做事没有动力？

在主动做事的问题上，自闭症大脑连接的特殊情况给所有的自闭症者制造了困难，这是我们已经确定的自闭症的三个特征之一。人们在最严重的自闭症者那里也发现了这个问题，这些自闭症者在没有帮助的情况下，无法重建环境被扰乱后的平衡。这里涉及的是那些"似乎"没有启动的自闭症者，他们似乎具有智力上的缺陷。这些人总是在等待指示，才能开始一件任务。

我们也在许多自闭症者那里发现了同样的问题的要素，这些人都是拥有两个或三个学位学历的成年人，但是他们却无法自主地生活下去，也无法保住职位。这两种情况的唯一区别在于自闭症达到的程度。

我们知道，通过与自闭症者一起努力实现认知组织化，是可以帮助他们克服这个困难的，比如，在萨加德语言（LSC）的帮助下。

问题 54

为什么不能随便移动自闭症者房间里的东西？

传言："对他来说，什么都不应当移动，一切都必须留在原来的位置上。"

自闭症者的家人经常会说，每次我收拾他的房间时，把扔得乱七八糟的东西重新归位，他就不满意了，他要"以他的方式"把所有的东西重新放回去。在我看来，他似乎认为他自己做得更好……

成年自闭症者可能会有个习惯，把大衣挂在入口处的第二个挂钩上。趁他不在家的时候，他妈妈来他家给他的公寓做一些整理工作，他妈妈把大衣的位置换了，把大衣挂在了入口处的第四个挂钩上，还认为这样做很好。当他察觉到的时候，自闭症就发作了，他妈妈却不明白所发生的一切。

对自闭症者来说，情境的意义起源于他用眼睛从环境中看到的东西。要想承载相同的意义，这个环境必须保持不变。对有些人来说，只要他们的办公室文件散落得到处都是，他们就没办法工作；与这些人一样，自闭症者如果被打扰，只要他还没有跨越所需要的发展阶段，他就没办法重构其所处环境的意义。把散落的文件收集起来，按顺序放好，有利于开始工作和反思；把文件整理好顺序，这件工作符合他的认知结构的必要发展。为了帮助自闭症者，请你在他在场时才进行那些改变，让他帮忙来做这件事，千万别在他缺席的时候做。这样的话，他实际上可以重新配置他的环境。

自闭症者不会固执地拒绝做人们要求他做的事情。他坚持的事都是从他大脑的需要出发的，他的大脑要求重新给他所处的环境赋予某种意义。

🍁 问题 55

大家庭的成员可以给自闭症者什么样的帮助呢？

首先，大家庭的成员或周围的人必须明白什么是自闭症，他们在做出判断前必须先理解。他们不应当在错误的解释上犯错误，那些解释可能让他们以为自闭症就是行为障碍，但事实上，自闭症是内在管理的障碍。

我们还记得，当自闭症者摇晃胳膊的时候，当他斜着眼睛看游戏或物体的时候，或当他踮起脚尖儿移动的时候，这些行为对他来说都是有意义的。他这样做是在回应某种根本的需求，回应某种内在的命令，就像一个人打嗝时可能会做的一样。

家人需要意识到，这个自闭症者可能具有某种极大的潜力，但是他需要帮助，并且他展现的行为常常不是出于攻击性，而是他从环境中感知到了不连贯性，在面对这种不连贯性的时候，他产生了困惑。

大家庭的人对自闭症者的父母来说是很珍贵的。当前的研究让我们明白，一位自闭症者的家人应当接受有关自闭症的教育，这样才能有好的机会成功地帮助自闭症者。自闭症者的父母必须能够向大家庭的成员解释，无论是帮助自闭症者、支持他们的兄弟姐妹，还是帮助

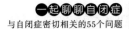

其父母，以便让他们拥有恢复能量的时间，家庭都可以
起到一种强大的支持性作用。

自闭症者在场的时候……

◆请你放慢一点儿，给他时间来识别你。
当他跨越了必要的发展阶段时，当他掌握了行
为流程时，他的大脑将会更容易进入这些流程，
你跟他的交流将会改善。

◆当你跟他说话时，请你少说一点儿，这
会让他明白，你在等着他说。

◆当他在场的时候，请你说话的声音不要
太大，这样做对他来说将不那么具有挑衅性。

◆请让你的行为在时间中以简单的和视觉
化的方式具备一定的层次，并且要在他在场的
时候这样做：比如，爷爷和你，我们先玩一下
拼板游戏，再去外面走走，然后就到了吃晚饭
的时间。

◆请你记住，自闭症是一种神经发展的障碍；请不要强行坚持，让自闭症者做他在社交上应当做的事情，因为他已经到了那个年龄。尽管他很聪明，也要给他时间，让他习得他自己的做事节奏。

本书作者布里吉特的描述

请你相信自闭症者：如果他们的举动妨碍了你，他们很快就会明白！我们并不是受欢迎的人，我们很快就能明白这一点。人们总是要求自闭症者不要引起别人注意地把事情做完，也就是不要打扰别人。因此，人们并没有回应他们的需求，而只是回应了神经学典型者的需求。如果神经学典型者要求我们做出某种行为，他们不会操心我们是否准备好了要如此行动。但是，我们的生活真的不如他们的生活有价值吗？

自闭症者最需要的是什么

自闭症者只要求被帮助。此外，他已经开始自己帮助自己，并且他很早便已经开始这样应对了，很有可能从出生起就这样了，哪怕人们直到很晚才开始察觉到他的状态。那么，人们应当如何继续帮助他呢？

★尊重他认知结构和自闭症发展的特殊情况。

★尊重他的视觉性大脑。

★接受他不可能只有部分时间是自闭症者

的事实。

★接受这样的事实，即他不可能做其他人所做的一切事情，而在其他人无法做的事情上，他却有可能毫无疑问地做得更多。

★接受一个简单的事实，爱他是不够的，这主要是因为自闭症并不是某种情感上的障碍。

★要明白，自闭症不会随着时间而减轻，它是自闭症者的一部分。

★要接受，他使用着一种另类语言，要求他改变交流方式不会起作用；为了与他碰面，应该是非自闭症者改变自身的语言，就像人们对聋哑人所做的那样。

★要明白，自闭症是一种神经发展的障碍，它与大脑连接的特殊情况有关，而这种特殊情况是不可见的。

★要明白，自闭症者不仅仅是这样的。

★要去询问所推荐的不同类型治疗方案的

理由，治疗方案的持续时间，以及所期待的结
果。自闭症者不是实验室的小白鼠……

★如果动员了许多治疗人员，要坚持专家
行动的协调配合。

★要认真：如果结果迟迟不出来或者你对
治疗方案感到不自在，请逃离！

★请不要太相信期待、信仰和传言，它们
会把你带向那些没有意义的方向。必须相信自
己的直觉。

自闭症是一种神经发展障碍，它是进化性的。因此，
它使得治疗人员必须采取一种神经发展的方式，也就是
说，要采取一种可以帮助自闭症者的大脑一般性发展的
方式。这就假定了要想观察和积极评价治疗方案的良好
效果，就必须密切观察大脑积极性的发展、大脑进行抽
象的入口以及处理信息的等待时间的降低。但是，按照
许多家长的说法，成功的最好指示器仍然是这样一种观

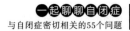

察，即跟自闭症孩子讲话成为一件很自然的事。这不是因为他不再是自闭症者了，而是因为在自闭症者与他周围的人之间搭起了一座有效交流的桥梁。

大脑的可塑性会对发展产生影响。人们永远也不能随便以不知所谓的方式做任何事情，否则，人们将有可能制造次生性的问题。有太多自闭症者面临着智力的滞后或行为障碍，这不是因为治疗人员缺少努力或缺少好的意愿，而是因为这些人缺少知识。在自闭症的问题上，人们不能想当然地成为专家，因为对自闭症者来说，结果太重要了。必须了解清楚为什么人们开始采取某种特定的方法。

当人们尝试着改变或消灭某个行为时，或者让它出现在其他地方，或者是某种悲伤的爆发突如其来，这说明，有某种东西与自闭症结构本身存在干扰。你应当相信自闭症者：如果他因为悲伤而号叫，这是因为针对他的行为是有问题的，是因为他没有掌握那些能让他表述自己的反应和能与你进行交流的语言结构。人们可能会相信自然：如果人们无法表述某个事物，人们仍然可以把它指出来！如果人们打交道的是某个物体而不是某个人，那么，必须留下一位自闭症者让他哭，这种说法是很残酷的。我们也是刚刚开始断定，相对于社会判断和错误的信念，自闭症带来的损失要少一点儿……

人们可以说，自闭症者只需要某种专业类型的治疗方案，因为他是自闭症者吗？不是。首先要评估他的需求，不要随便做什么事情。许多自闭症者很幸福，持续地取得进步。决定自闭症者是否幸福的不是他的自闭症程度，而是他的认知结构的稳定性。

为了给需求定好位置，为了确定相关的人（带有自闭症的人）的需求，必须尝试着理解自闭症。自闭症者的需求与神经学典型者的需求有极大的不同。

自闭症的起源仍然是一个谜，但是我们已经越来越多地进入并了解自闭症者大脑的运作情况。对这种运作情况的理解使得社会自主性、相互性和消除社交盲目性等层面的治疗介入变得更加高效。从此之后，无论自闭

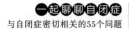

症的程度怎样，许多自闭症者都可以走出"靠记忆"的模式，达到一种更加自发性的自我管理。现在，人们听自闭症孩子的家长说起，他们的孩子富有感情，会用口头语言跟他们说"我爱你"，向他们展现自己的情感。

伴随着自闭症的生理学和心理学的重大问题同样也很复杂，这不是自闭症者的问题，而是人的大脑的问题，人的大脑极为复杂。要理解应当做哪些事情，不是针对所有的自闭症者一刀切，对他们做同样的事情。在临床实践中，人们已经掌握了充分的知识、科研文献和历史，同时也必须谨慎，不要重复先前的人所犯的错误，尽管先前的人很多也是杰出、专业的科学家。对他们来说，如果某个特定的方法没有发挥作用，那么即使我们来尝试，这个方法也不会起作用！

最基础的事情是必须理解自闭症是如何运作的。自闭症者大脑的特殊情况对自闭症者有哪些影响，自闭症者周围的人可能会怎样来帮助这个人处理其自身的结构？只有自闭症者本人才能回答这个问题，因为只有自闭症者本人才能处理自闭症。但是，自闭症者拥有一个不那么擅长社会交流的大脑，他们周围都是那些没掌握与他们进行交流的诀窍的人。那么，自闭症者如何能让别人理解自己，并向你传达这个消息呢？

如今，人们已经发展出了概念性的萨加德语言，这种语言是一种特殊的概念性语言，自闭症者可以使用这种语言交流和学习了，并且他们也能够拥有某种品质的生活了。靠记忆学习礼仪规范并不会消除社交上的盲目，而只能通过发展来实现，同样也不可能靠计算机设备来实现，而只能靠周边所有人的努力来实现。

专业术语

自我刺激：重复性的运动，它们在环境中没有任何明显的目标。经常在患有发展障碍的孩子那里能够观察到这些运动，它们可能由于不同的原因而出现，可能是为了提供感官刺激，可能是为了减少高刺激性。

信息处理的等待时间：指的是不同的精神运作活动得以启动和执行的慢节奏和慢速度。

"动力学"或"动态的"：与力量、运动有关，在发展结构内部的某种变化，与"静无波澜"或"静止的"相对立。

神经元平衡：通过大脑的不同区域的神经元网络的匀称传输，最后的结果是一种稳定性和和谐性的状态。

发展阶段：人在身体、心理和认知等方面发展的重要阶段之

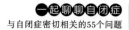

一，神经科学和心理学规定了这些方面。

内环境的稳定性：人身体的基本生物学特征，它倾向于通过减弱不稳定的效果来维持一种稳定的内环境。由于身体处于一种在持续变化的环境中，它通过把变化的效果最小化和回归其最初状态或某种新的稳定状态来做出调整，以便对环境做出反应。

感觉融合：大脑融合和组织感觉经验的过程，这些感觉经验包括触摸、嗅觉、品尝、听觉、身体的定位和运动。这个过程是儿童需要用来进入学习结构和更复杂的行为的基础。

LSC：概念性的萨加德语言，由布里吉特·哈里森和丽莎·圣－查尔斯创造，它是一种组织化的书面代码，源于概念和作为参照语言的口头语言的协调一致。它使得自闭症者与神经学典型者之间能够建立交流，并且因此可以用作这两种认知结构之间的桥梁。概念性的萨加德语言是由概念工作和应用技巧构成的。

神经学典型：非自闭者的认知结构。

认知组织化：为了能够处理信息，全部精神过程被组织起来的方式。

可塑性： 在经历了某些经验之后，大脑调节神经元网络中的连接的能力。

本体感觉： 对身体的不同部分所处位置的有意识或无意识的知觉。

"僵硬"或"死板"： 它表现出一种极大的不妥协或坚持；适用于规则、规范的文本；它的特征是缺乏灵活性。

"静无波澜"或"静止的"： 没有运动，或是缺少运动或流畅性；不会改变或是似乎以确定的方式固定住了，与"动力学"或者"动态的"相对立。

高连接性： 在大脑的特定区域，神经元之间的连接数量很高。因此，在大脑的这些区域，与人们可以期待的相比，信息的传输要更加庞大和更加迅速。

神经元同步化： 这种机制旨在在执行进程流的确定点上阻断某些进程的执行，以便让所有的进程都在既定的中转阶段聚合，就像对发展预计的那样。

TDAH： 与多动症相关的注意力缺乏障碍。

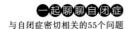
信息处理：当大脑接收的信息被转化为精神活动时所发生的认知过程。

认知组织化的进程：大脑连接结构的改变，其目标是改变认知过程。按照针对的目标，一种认知矫正的进程可能会瞄准神经元的平衡和同步化，这样做是为了让信息的分类、概念化、类比、联系、推断、分析或推理变得更方便。

行为障碍：行为和反应的方式异常，会导致一种明显的缺乏适应。它所涉及的是全部的消极行为、敌对的或挑衅的行为。

感觉调节障碍：指的是难以按照感觉的强烈程度和信息本质来把感觉信息转化为有组织的行为。

TSA：自闭症现在被称为"自闭症谱系障碍"。这样的话，这个名称不只是包含了自闭症者，也包括了那些被阿斯伯格综合征困扰的人，以及那些具有非特定类型的在发展上具有进攻性障碍的人。

神经发展障碍：在发展过程中，过早地突然出现的神经学障碍。神经元的组织化对这种发展产生了影响。

图书在版编目（CIP）数据

　　一起聊聊自闭症：与自闭症密切相关的55个问题／（加）布里吉特·哈里森，（加）丽莎·圣-查尔斯，（加）金·翠著；肖杰译. —北京：中国工人出版社，2019.8

　　书名原文：L'autisme expliqué aux non-autistes

　　ISBN 978-7-5008-7242-9

　　Ⅰ.①一…　Ⅱ.①布…　②丽…　③金…　④肖…　Ⅲ.①孤独症—问题解答　Ⅳ.①R749.99-44

　　中国版本图书馆CIP数据核字（2019）第170224号

著作权合同登记号　图字：01-2017-7090

Original title:L'AUTISME EXPLIQUÉ AUX NON-AUTISTES
Copyright © Les Éditions du Trécarré,2017, Montréal, Canada
All rights reserved
Chinese copyright © 2019 by China Worker Publishing House
Current Chinese translation rights arranged through Divas International, Paris 巴黎迪法
国际版权代理 (www.divas-books.com)

一起聊聊自闭症：与自闭症密切相关的55个问题

出 版 人	王娇萍
责任编辑	周小彦
责任印制	黄　丽
出版发行	中国工人出版社
地　　址	北京市东城区鼓楼外大街45号　邮编：100120
网　　址	http://www.wp-china.com
电　　话	（010）62005043（总编室）
	（010）62005039（印制管理中心）
	（010）62379038（社科文艺分社）
发行热线	（010）62005996　82029051
经　　销	各地书店
印　　刷	三河市万龙印装有限公司
开　　本	880毫米×1230毫米　1/32
印　　张	6.875
字　　数	100千字
版　　次	2019年9月第1版　2020年12月第2次印刷
定　　价	45.00元

本书如有破损、缺页、装订错误，请与本社印制管理中心联系更换
版权所有　侵权必究